実験医学別冊

あなたのラボに
AI ［人工知能］
×
ロボット
がやってくる

研究に生産性と創造性をもたらすテクノロジー

編集　夏目　徹

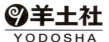
羊土社
YODOSHA

【注意事項】本書の情報について ────────────────────────────────

　本書に記載されている内容は，発行時点における最新の情報に基づき，正確を期するよう，執筆者，監修・編者ならびに出版社はそれぞれ最善の努力を払っております．しかし科学・医学・医療の進歩により，定義や概念，技術の操作方法や診療の方針が変更となり，本書をご使用になる時点においては記載された内容が正確かつ完全ではなくなる場合がございます．また，本書に記載されている企業名や商品名，URL等の情報が予告なく変更される場合もございますのでご了承ください．

序

忘れもしない，2011年12月．パシフィコ横浜で行われた分子生物学会の展示ホールで，われわれが開発したロボットをはじめてお披露目した．ライフサイエンスのベンチワークをヒューマノイドで自動化するというコンセプトを示すため，10分ほどのデモンストレーションで実演した．チューブやディッシュを操作し，ピペッティングや，遠心機の操作をしてみせた．

朝の10時から夕方5時まで，1時間おきに8回のデモをくり返した．私もはじめての"マイクパフォーマンス"で，ロボットとともに演じた．毎回，通路に人があふれるほどの人気を博し，最終日・最終回では調子に乗ってアンコールまでした．

オートサンプラーやディスペンシングマシンといった，専用ロボットに見慣れた医・生物学者には，相当な衝撃を与えたものと思う（実験医学2012年4月号pp 939–940）．

その2年後の2013年12月，神戸ポートアイランドで行われた分子生物学会「2050年シンポジウム」では，30年後の未来からタイムマシンでやってきた研究者が未来を語るというイベントが行われた．ベストパフォーマー賞を受賞したのは，当時カナダのトロント大にいた谷内江望氏だった．未来人を演じ，「ロボットクラウドバイオロジー」という未来を提案した．30年後には，もはやベンチワークに忙殺される研究者はいないのだと．

その約1年後，日本への帰国を機に，私は谷内江氏に出会った．

実は本書の企画の発端は，その時点にまで遡る．…発端から数えて6年後の2017年末，同じく分子生物学会（ConBio2017）で本書を発刊することができた．

思えばこの6年間でわれわれをとり巻く状況は大きく変わった．AIとロボットというコトバがこれほど大きなバズ・ワードとなると，二人とも全く予想も期待もしていなかった．ただ，行くべき道は「これだ」という確信だけであった．

やがて，人の身振り手振りをまね人と会話するロボットが販売され，機械がトップ棋士を破り，大企業が自動運転の覇権をかけて熾烈な競争を繰り広げている．社会は期待とともに，それ以上の恐れをもって，これらを受け止める．

AI・ロボットによって失業する職種が話題となり，次の時代の「勝者」と「敗者」を分ける議論が止むことはない．

…ライフサイエンス・医学はどうなるのか？もちろん，好むと好まざるとにかかわらず，われわれも無縁であろう筈がない．それどころか，AI・ロボットの投資先として最も効果的で，かつポジティブなインパクトを生み出せるのは，ライフサイエンス・医学研究だと確信している（総論参照）．もちろんそれは，われわれが自らの意思で，あるべき未来をつかみとろうと"戦う"ならば，である．

それが真実であるか否かは，ぜひ，本書を手にとり，自身の目で確かめていただきたい．

2017年11月

夏目　徹

実験医学別冊

あなたのラボに
AI（人工知能）×ロボットがやってくる
研究に生産性と創造性をもたらすテクノロジー

◆ 序 .... 夏目 徹　3

概論 それはユートピアか，ディストピアか？ .... 夏目 徹　8

特別寄稿 ノーベル・チューリング・チャレンジ .... 北野宏明　22
　　科学的発見のプロセス，認知限界，大規模仮説生成，美的感覚

ライフサイエンスにおける深層学習 .... 辻 真吾　32
　　機械学習，ディープラーニング，CNN，Autoencoder，Python，MIC

機械学習・人工知能が明らかにする
　脳内情報表現 .... 西本伸志　40
　　機能的磁気共鳴画像法，機械学習，意味空間，脳機械インターフェース

機械の目で形態を"見る"
　ゴーストサイトメトリー .... 太田禎生　45
　　光細胞解析，イメージング，フローサイトメトリー，機械学習，圧縮センシング

創薬とAIの良好な関係 .... 種石 慶，岩田浩明，小島諒介，奥野恭史　50
　　ドラッグスクリーニング，深層学習，LINC，CGBVS，バーチャルスクリーニング

AI・ロボットコミュニティレポート
生命情報科学若手の会 .... 河野暢明，大上雅史，黒木 健，堀之内貴明　54

contents

人工知能のパワードスーツを着た医師達の登場
宮野 悟　58

自然言語処理，機械学習，がん，臨床シークエンス，IBM Watson for Genomics

医師と対話して腕を磨く画像診断AI
朽名夏麿，島原佑基，馳澤盛一郎　62

病理診断支援，画像診断支援，CAD，CARTA

日本における人工知能のヘルスケア分野への応用
高木啓伸，寺口正義，徳増玲太郎　66

Cognitive Computing System，電子カルテ，ゲノム医療，対話型高齢者予防医療

現代科学を超えて―AI駆動型科学へ
高橋恒一，渡部匡己　73

科学の自動化，科学的方法，帰納，仮説演繹，産業革命

長鎖DNA合成のオートメーション化による生命科学の未来
谷内江 望　80

Robotic Crowd Biology，長鎖DNA合成，ラボラトリーオートメーション，AI，合成生物学

ラボオートメーション時代
LabDroid Hands-onレビュー
片岡健輔，淺原弘嗣　92

LabDroidを用いた高精度プロテオミクス
松本雅記，中山敬一　96

LabDroid，定量プロテオミクス，MRM，絶対定量，iMPAQT

次世代エピジェネティクス研究への展望
片岡健輔，松島隆英，淺原弘嗣　100

Maholo，エピジェネティクス，ChIP，ChIP-Seq

contents

LabDroid における
高精度実験手技（エクソソーム実験）
三賀森 学，江口英利，原口直紹，水島恒和，夏目 徹，土岐祐一郎，森 正樹　104

LabDroid，汎用ヒト型ロボット，検体処理，エクソソーム，RNA

ラボオートメーション時代
英国における合成生物学とラボオートメーション
武藤-藤田 愛　108

ラボ内での全自動進化実験システムの構築
古澤 力，前田智也，堀之内貴明　112

進化実験，自動化，大腸菌，ストレス耐性

翻訳レビュー Siri of the Cell
一生物学は iPhone から何を学べるだろうか
Anne-Ruxandra Carvunis, Trey Ideker　116
翻訳：森 秀人，谷内江 望

Siri，AI，遺伝子オントロジー

AI・ロボットコミュニティレポート
AI・LabDroid と交わす言葉をつくりだす
山本-エヴァンス 楠，谷内江 望　124

特別寄稿 バイオメディカルロボット
「Maholo」誕生
村井真二　130

Maholo，双腕7軸ロボット，プロトコルメーカ，分析前処理

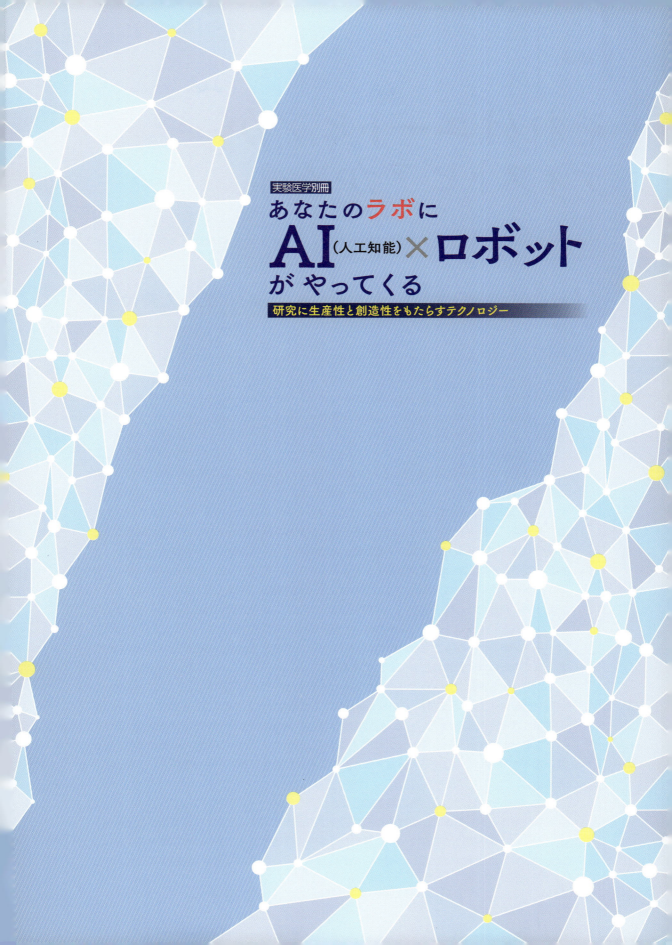

総論

それはユートピアか，
ディストピアか？

夏目　徹

（産業技術総合研究所創薬分子プロファイリング研究センター／ロボティック・バイオロジー・インスティテュート株式会社）

はじめに─個人をしあわせにしなかったポストゲノムな時代

　もはや，ポスト・ポストゲノムとなって久しい．

　オミクス研究はマルチ・多層となり，相変わらず大規模・網羅的な研究のトレンドは続く．ビッグデータの是非や，数理システムや理論科学がもたらすサイエンスの変革にかかわる議論が終わる兆しはない．これはもはや既定路線であり，今後のあるべき姿をここで問うつもりはない．私がここで再考したいのは，このビッグデータを生み出すために，現場で働く若い研究者やポスドク・テクニシャンのことである．

　少し，回顧する．

　それはおよそ16年前のことである．ポストゲノムプロジェクトの目玉として，「タンパク質間相互作用の網羅的なネットワーク解析」が提案された（いわゆるインタラクトーム解析）．Y2H法のようなリバース・ゲノム的手法によるインタラクトームは内外で先行していた．しかし，動物細胞にbaitタンパク質のcDNAを発現し，免疫沈降によってbaitとともに同定されるpreyタンパク質（相互作用タンパク質）を，当時急速に存在感を増してきた質量分析によって網羅的かつ一網打尽的に同定するというプロジェクトは，当時野心的で魅力的でかつ私のチャレンジ精神を大いにかき立てた．というのは，私が数年前から開発してきた，ナノLCを備えたLC-MS（液体クロマトグラフィー−質量分析）システムが世界的に見ても結構いけるのではないか，という密かな自信があった[1]．また日本は国家的プロジェクトでヒト全長cDNAのリソースが整いつつあり，免疫沈降のためのエピトーグタグもproteome-wideに準備可能だ．あとはやるだけだ．世界が自分の背中を後押ししてくれているような気がした．

　しかし，少し肩に力が入った私の意気込みは，たちまち脆くも破綻する．

　質量分析システムの飛躍的な高感度化を達成したため，目標とするような網羅性とスループット実現できそうだった[1]．しかし，多検体サンプルの調製時の手作業のバラツキ問題は深刻につきまとう．スループットを追求すれば，同時並行処理のサンプル調製容量は極小化し，手作業にとって不利なことばかりだった．つまり，得意の超高感度解析が何の意味もなさないのである．

　「あったま悪いな，オレ」．偽りなき嘆きであった．

　数年にわたる試行錯誤と，徹底的な品質管理手法をとり入れ（トヨタ生産方式なんて勉強しました[2]），大規模解析を開始したが，結局はいわゆる実験の上手な個人が必須であることは避けられなかった．「神の手」という優れた手技の持ち主にひたすら依存する構造となるのだ．こ

あなたのラボにAI（人工知能）×ロボットがやってくる

の人を仮にＡとよぼう．その後，Ａさんは2005〜'10年にわたり年間最大1万サンプルをほぼ一人で調製し，このプロジェクトを支えた．その結果，100報以上の学術論文の出版に貢献し，いわゆる Nature, Cell とその姉妹誌といったプレミアムジャーナルにも毎年のように掲載されるデータを叩き出した[3)〜5)]．

記録をたどれば，5年間でだいたい1億6千万アミノ酸残基をシークエンスしたようだ．これを10台の質量分析装置で達成したが，もし，これを従来のエドマン分解法によるＮ末シークエンスを同規模で行ったとしたら？ 一残基決定するのに約1時間かかるので，1年365日稼働したとして，1831.5年位であろうか．これを私の質量分析システムはたった5年でやりとげたのである！ 技術革新の凄みに目がくらむではないか．

しかし，「千八百年前といえば邪馬台国誕生かしらん」，なんてのんきに感慨にふけっている場合ではないのであった．

つきまとう心配事は，Ａさん辞めたらどうしよう―，体調を崩したらどうしよう…，はたまた引き抜かれでもしたら〜〜……といった，私の矮小な悩みはさておき，私が直面した「知りたくない事実」は，個人をしあわせにしない大規模研究の現場のありようである．Ａさんは優れていて，頑張ったがために，このプロジェクトのサンプル調製をずっとやり続けなければならないのである．他のことは一切できず，また学ぶこともできない．

果てなきロボット巡礼

これでいいのだろうか？ これが，私が真剣にロボットによる自動化にかかわりだした理由である．

日本が誇るロボット技術を駆使すれば，プロテオミクスのプロトコールの1つや2つ，たちどころに自動化し，Ａさんには別のチャレンジをしてもらえると考えたのは，今思えば実に稚拙な考えであった．ライフサイエンスのベンチワークを自動化するのは，難しいのである．どれくらい難しいかというと，「すっごく難しい」のである．

国内ロボットメーカーをすべて行脚し，時には英国ケンブリッジに細胞培養ロボットがあると聞けば，苦手なヒコーキに乗り英国に赴いた．そして，当時のバイオバブルの潤沢な研究費に目にものを言わせ，

じゃんじゃんじゃかじゃか，

ジャカジャカジャカじゃんと，

金と人をつぎ込み，ありとあらゆるロボットメーカーの，あらゆる形式のロボットを，片っ端から使い倒し，思いつくことは全部した．しかし，どれもこれも，うまくゆかぬ．重厚長大・融通が効かず，複雑でグロテスク．ロクな機械は生まれなかった（嗚呼・合掌）．

日本の誇る産業用ロボットは，基本的に one job one robot という伝統にのっとり自動化される．それぞれの作業ステップを専用のロボットと治具が担当し，一つひとつの作業を確実にこなし，次のステップへと橋渡ししていくライン生産方式である（**図1A**）．同じものを大量に生産するのには向いている．しかし，多岐にわたるライフサイエンスの作業の各ステップを自動化するために，それこそ一つひとつ専用マシンを各ステップごとに，デザイン・設計・検証し，最後にすべてをつなげるインテグレーションに至るのであるから，いくらお金があってもどれだけ時間をかけても足りぬ．一つの改良が次のトラブル・バグの原因となり，システムエ

| A one job one robotによるライン工程 | B 汎用ヒト型ロボット（多能工） |

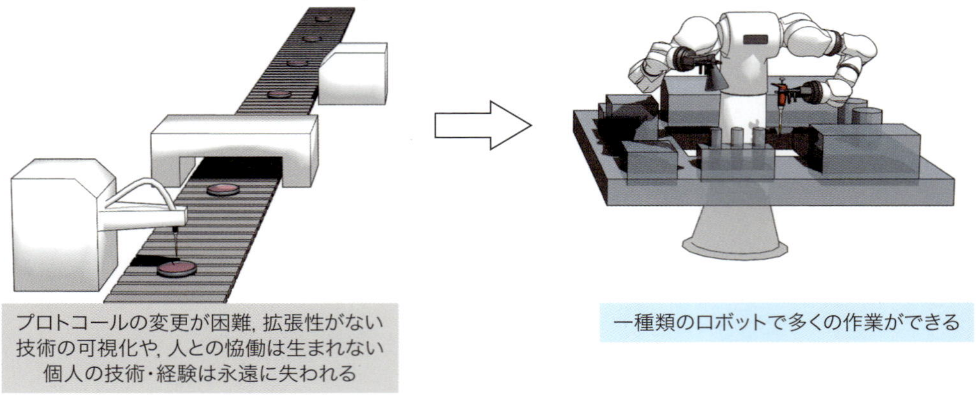

プロトコールの変更が困難, 拡張性がない
技術の可視化や, 人との協働は生まれない
個人の技術・経験は永遠に失われる

一種類のロボットで多くの作業ができる

図1 one job one robot から多能工ロボットへ

ラーの負のサイクルは目眩を起こすほど, 速く鋭く回転する.

　今では考えられないような天文学的な額の研究費を文字通り「どぶに捨てる」最中, じつは, 私にはすでに全く別のイメージがあった. それは既視感とも言えるリアリティを伴っていた. ヒューマノイドである.

人は, 自らに似せてロボットを作る？

　SFやハリウッドの映画では,「ヒューマノイド」とは人間と見分けがつかないロボットを指す. 可憐なあるいは, 勇敢なヒロイン・ヒーローが戦いに傷つき, するとびっくり仰天〜〜〜！！ 人工皮膚の下の機械が露になってしまった〜〜〜という, 御馴染みのシーンを想起する方は多いであろう. しかし, 産業用ロボットの世界ではヒューマノイドとは, 人の動作をコピーし, 人がこれまで使ってきた道具を使い「作業」するロボットを指す. さすれば, ロボットの周辺に設置する装置とツールを変更すれば, 一種類のロボットで多くの作業をすることができる. 生産現場ではこれを「多能工ロボット」とよぶ. われわれは「汎用ヒト型ロボット（LabDroid： laboratory ＋ humanoid)」とよぶことにした (**図1B**).

　ライフサイエンスの実験を実行可能な, 人と同等の腕のリーチをもち, 十分な可搬重量と, 動きの精度をもつヒューマノイドの原型が生まれたのは, 私がプロジェクトをはじめて, 実に10年近くが経過してからであった (**村井の稿**参照).

　それまでの開発で, 私の要求は, 既存ロボットシステムにとっては無茶で偏執的であり, 合理的判断を下すメーカーはすべて去っていった. まさに,「もう, 止めよう, 諦めよう」と思い, しかし自分には, 何か踏ん切りを付ける儀式がどうしても必要であったため, これが最後と国際ロボット展示会（2009年）に足を運んだ. そこで私はそのロボットについに出会ってしまった. しかもである. その開発の責任者は旧知の間柄の方だった. 10年前,「ヒューマノイ

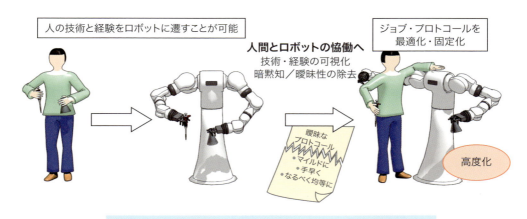

図2　人間とロボットとの協働により高い生産性（付加価値）を創造

ドは造れないのですか？」と最初に相談をもちかけたその人であった．

「開発してるって，どうして教えてくれなかったんですか？，ぐっすん（少し涙目）」

「や〜〜，本当に出来るかね，全然わからんかったんよ，でもそろそろできるよ〜って，電話して教えたげようかな〜と思っちょったんよ（九州弁）」と，その返事に悪びれはない．

ひえー，当時の私の愚直な質問にインスパイアされ，本格的なヒューマノイドの開発を続けてきたということだったのだ．しかし，昔気質のエンジニアとしては，完成するまでは軽々しく「やっとる・できる」なんて言えんかったという顛末である．私の10年はいったい何だったのか……

しかし，ありとあらゆる辛酸を舐めた私の10年の経験が，雄弁に語りかけるではないか．「これはいける，絶対にいける」と．そして真剣に取り組み失敗したことが無駄になることなどはないことを，もう一度思い知らされた．

昔気質のエンジニアのその後の対応はふるっていた．このヒューマノイドでライフサイエンスを自動化することの重要性について，あっという間に社内を説得し，再び本社を訪問すると，開発の現場の精鋭たちがズラリと勢揃いして私を待っていた．

事実，このロボットはその後，たった2年で，おおよそほとんどのライフサイエンスのベンチワークを実行可能であることを実証することができ，"Maholo" と名付けた[※1]．さらに，すぐに気がついた．Maholoの価値は，単なる自動化ではないということにである（図2）．

われわれが苦労して構築したプロトコルをヒト型ロボットに遷すということは，われわれが暗黙知として何気なく行っている作業のすべてのパラメータを数値化することになる．ピペッ

※1　Maholo
日本の古語でユートピアを表す「まほろば」からネーミングした．研究室をまほろばのような知性と創造性の理想郷にしたいという思いをこめた．

ターのプランジャーの押し引きのスピード，タイミングや，チップとディッシュの距離や撹拌の強度．「マイルドに・なるべく均等に，手早く」といった曖昧なプロトコールを数値化・可視化することに他ならない．その結果，数値パラメータの最適化が生まれる．そして，ロボットは人を超える．さらに，最適化されたプロトコールは，ロボット上で，何時でもどこでも再現・共有できるのである．その瞬間，LabDroidの大きな付加価値が生まれるのだ（**片岡らの稿，松本・中山の稿，三賀森らの稿**参照）．人が2年間成功させることのできなかった，デリケートな細胞を使った化合物スクリーニングを，たった1カ月で成功させ，ゲノム解析中の最高難易度と言われるクロマチン沈降を，驚異的な感度と再現性で実行し，多数検体のqPCRのCV値を4％以下でこなしてみせるというパフォーマンスをさまざまな実験室で具現化した．

30年ぶりのイノベーション－在宅研究からラボレスへ

われわれが日常的に行っている，多くの作業は「コツ，カン」といった，技術と経験に支配される傾向が強く，これらの技術を可視化し共有・標準化しようという「体系的」な努力をわれわれは，ほぼ行なってこなかった．また，このような暗黙知[※2]が支配することを理由に，特定の技術を個人が囲い込み独占することを許す構造が生み出されている．さらに，その独占者を「パイオニア」，「功労者」と保護する傾向も強い．産業的な視点で，ノウハウで技術を守ると言えば，正当な行為であるとも言えるが，基礎研究の成果を一般化し，社会実装するための大きな足かせとなっている事実は，あまり意識されていない．このような技術と知識の共有が困難な状況は，人材育成の大きな障害となっている．「習うより，慣れろ」，「数をこなせ」的な精神論による指導を放置すれば，少子化に直面したわが国において，医学生物学に有望な人材を確保できない．

そして医学生物学の真のボトルネックがここにあり，この問題を解決しなければ，この分野はジリ貧になっていくだろうという事実に多くの関係者は気がついていないか，気が付かないふりをしている．

事実，ライフサイエンス・バイオインダストリーのリードタイムが長く，コストがかかる理由の真因はここにある．その最たる例が，新薬開発である．新薬上市には15～30年以上かかることは珍しくなく，1品目の開発費は500億円を超えることも珍しくない．また最もコストがかかる臨床研究に移った化合物の上市率が1/10という統計もあり，これだけ多額な開発コストをかける商品化の成功率がこれほど低い産業は，決して他にはありえない．

さらに，気がついたことは，ロボットをインターネットで繋いでしまえば，この問題は加速度的に解決するということだ．どこかで成功した実験をロボットに遷し，その最適化されたプロトコールをインターネット越しに他の研究室のロボットにダウンロードすれば，直ちにプロトコールを共有し，データを再現できる．また，ロボットはリアルタイムにジョブにかかわるすべてのログを電子化して吐き出すことができる．これをネット上で改竄不可能な形で管理す

※2 暗黙知
時間と経験を重ねるうちにいつの間にかできるようになる手技・熟練技術が他者に伝達できない知識であることを指す．技術獲得の要因や作業の成功理由を明文化，あるいは可視化できないことを意味する．

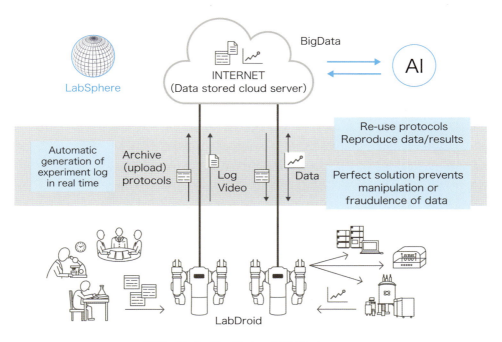

図3 Robotic Crowd Biology
©Robotic Biology Institute Inc. All rights reserved.

れば完璧なプロセス・バリデーションが電子化・自動化できるのだ．紙媒体の実験ノートで生じるほとんどの問題が克服される（**図3**）．こんなことに筆者らが気づいたとき，遠くカナダの日本人研究者が同じことを考えていた．私が驚いたのは，その少壮の研究者がロボットの知識も自動化の経験も全くなかったことである．未来はこうあるべきだと想像を膨らませた結果が，われわれが開発しているロボットシステムそのものだった．カナダの研究者の驚嘆は，それがすでに想像ではなく，もはや実存していたことである．

　これをシンクロニシティとよぶ．

　シンクロのレベルは，エヴァンゲリオンをはるかに凌駕した．Robotic Crowd Biology とわれわれがよぶ，最終ゴールまでが精緻にシンクロしている有様であった．

　それは，ライフサイエンスのかかえる，再現性の危機，ピペット奴隷問題，捏造改竄といったすべての問題を解決するだけでなく，在宅研究からラボレス研究の未来（**谷内江の稿**参照）への道筋にまで及ぶ．これは，研究者の働きかた革命であるとともに，フラット（設備や研究資金による研究室格差がない）でオープン（経験や性別・年齢に関係なく研究に参加できる）なサイエンスを実現するインフラでもありえることまでが，遠く海を超えてシンクロしていた．

ベンチワークの近代化

　個人の経験やカンに頼っていた，ベンチワークが近代化していくことはもはや必定である．そしてその技術基盤はロボットでありAI（人工知能）であることはほぼ確定的である．そして

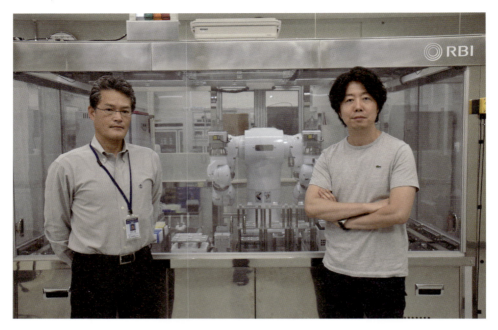

産業技術総合研究所にて（2017年）
筆者（左）と，谷内江氏（右）．

　その結果，人は，研究従事者は幸せになるのだろうか？
　もう一度問いたい．
　米国トランプ大統領は，「米国第一主義」を標榜し，国内雇用増大政策をとった．アメリカ国内製造拠点を戻すリ・ショアリング企業には補助金を分配するなどし，2,500万人の雇用を生み出すと宣言した．実際フォード社はじめ生産業は続々とリ・ショアリング（オフショアしていた工場を米国内に戻すこと）を実行し国内に製造拠点を移した．しかし，厳密な調査が示したものは，年間40万人の雇用が失われるという厳しい予測だった．その理由は，リ・ショアリング工場のほとんどがロボットによる自動化を推進し，その結果人は雇用されないのだ[6]．
　ライフサイエンスもしかりである．自動化した結果，研究者やテクニシャンの多くが職を失い，ロボット設備を購入することができる，一握りのリッチで特別な発想と才覚のある研究者のみが生き延びるだろう，という批判がある．サイエンスのみならず，AIロボットが発達普及し，多くの職業を奪い，その結果AIロボットを支配できる資本家層と，AIロボットにより職を失い社会から切り捨てられる労働者層との間に大きな格差が生まれるという議論もある．その一方で，AIロボットにより社会全体の生産性が著しく上昇し，生活のコストが下がるため，適切な経済政策が導入されれば，人はあまり働かなくてもいい世のなかになるという楽観的な展望もある．いわゆるシンギュラリティ後のディストピア・ユートピア議論である．
　さて私見である．AIロボットによりディストピアの方向に向かうとしたら，格差社会すら生まれない，と私は予想する．なぜなら，AIロボットも所詮完璧に人を置き換えることなどできないので，いくつかの業種で生産性の著しい低下が見込まれる．また，初期にはAIロボットの導入コストが大きな足枷になるため，グロスの生産性はあまり向上しないだろう．あわてて人

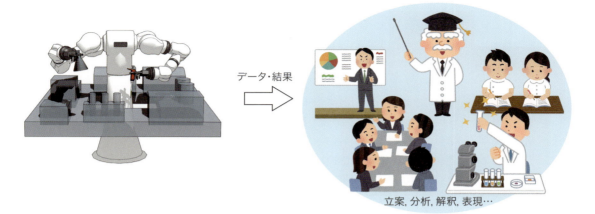

図4 研究者の個人生産性が向上した，知性と創造性のパラダイス

をよび戻そうとしても，いったん職を失った人材・技術は散逸してしまい二度とは復活しない．つまり格差はおろか資本家層もじり貧共倒れ状態になり，経済全体が負のスパイラルから抜け出せなくなる，というのが私の予想である．世間が予想しているような甘っちょろいディストピアではないかもしれない．15年以上もロボットの進歩と人間との関係を見てきた者が直感するのである．信憑性はそこそこ高いと自負する．

　しかし，私は決してディストピアの到来論に諦観しているわけでもない．逆の事例がライフサイエンスの現場で起きている．

　LabDroidは，サイエンスとは名ばかりで，ベンチワークに忙殺されていた研究者を解放する．解放された研究者は，LabDroidが生み出す精度と再現性の高いデータをもとに，真に知的作業に専念できるようになり高い生産性を生み出す，これは確信に近い私の予見である．また，その道一筋のエキスパートにしかできない難易度の高い実験にたちどころにアクセスできるのであれば，それを可能にする研究室には人が集まる．熟練技術のない若い研究者もセンスと独創的なアイデアで勝負することができるようになるため，ロボット化された研究現場は若い世代にとって魅力的な職場となる．外来診察をしている間に，ロボットがデータを出してくれるなら，臨床家が基礎研究により参加できるようにもなるだろう．また，女性研究者が育児を両立することも容易になる．実験をロボットに任せて，保育園のお迎えの時間に帰ればいいのだ．ラボに長時間拘束されることは，もはやない．そして，神の手のもち主は，その優れた手技ゆえに縛り付けられていた業務をロボットにゆだね，自身は別のチャレンジをすることができるようにもなった．だいたい，ロボットが生産的なデータを次々に生み出したら，人はデータを解釈し次のプロジェクトを立案し，その成果を表現し論文化するといった，知的・創造的な作業に忙しく，ロボットが来たことによって，人が不要となったりした事例はないのだ．

人と競わないAIロボット

　では，トランプのリ・ショアリング政策と，LabDroidは何が違うのだろうか．アメリカの生産現場で起きていることは，単純な人の置き換えである．人とロボットを競わせたら，ロボットの方が安い（効率がいい）ので人は置き換えられてしまった，ということだ．翻ってLabDroidはどうだろうか．人が遂行することが困難・不可能だったことを可能にした．つまり，人がやるにはもともと難しい作業をロボットが手伝ってくれたということだ．すなわち，前者はロボットによる効率化であり，後者は生産性の向上なのだ．また，前者はロボットと人間は競い合う構造であり，後者は人とロボットの役割分担と協働の構造である．すなわち，もともと人間が不得手であった再現性や作業の可視化をロボットが担当し協働してプロトコルの最適化・標準化が可能となり，人間はデータの解釈・仮説の生成に専念するという明確な役割分担が生まれる．ロボットは人間の機能拡張と捉えることができる．単なる人の置き換えではない．

　研究開発では，ロボットにより生み出されたデータがそのまま結果物（商品）とはならない．人による，解釈と検証を経るサイエンスでは，ロボットと人間がセットとなってはじめて価値を生み出す．したがって，生産現場と異なり，ロボットが生み出すデータの質と量が，人の雇用を生み出すことになる（**図4**）．

　このような事例を目の当たりにし，AIロボットを正しく実装するためのキーワードは，人とAIロボットは「競ってはならない」，だ．人と機械には明確な役割分担があり相補的であること．そして，その境界が明確に線引きされていればいるほど技術の社会実装は上手くいくだろうと確信するに至るのである．あるいは，競わず・役割分担を促すAIロボット技術こそが当分は優先されるべきだというコンセンサスが必要だ．

ドラえもんのいない未来をめざしたい

　例えば，ユーモラスな手振り身振りで会話しAIからビッグデータを活用し自らを進化させるという謳い文句を引っさげ話題となったロボットの登場は記憶に新しい．このロボットは，ソーシャルロボットという位置づけで人と「競っている」．しかし，今のところ，話題の豊富さや，友人あるいは遊び友達としての役割において，このロボットはまだ人に劣っているらしい．したがって，今のところ，私の身の回りでは，この手のロボットによる大規模な人の置き換えは起きていない．そもそも明確な市場も生まれていない．

　アニメの世界に眼をむければ，国民的人気の「ドラえもん」という超有名スーパーAIロボットがいる．ドラえもんは，友達であり兄弟代わりでもあり，時には教師や親の役割も果たす．このアニメ・マンガとしてよりおもしろくする設定であることは百も承知で，ストーリーを眺めると，のび太とメインキャラには兄弟がいないという，少子化の世界がキッチリ描かれている．また，のび太のお父さんもお母さんも，あまり子どもに関与しない．多分両親の生産性が低くそのような余裕がないのだと穿った見方をするならば，ポストシンギュラリティのディストピアの兆しを感じる．だからこのディストピアの時代を生き抜くため，のび太にはドラえもんが必要であり，ドラえもんは親や教師よりも子どもの悩みや問題を解決してくれる．すなわちドラえもんぐらい優れたAIロボットならば，人を，家族を，友人を置き換え可能というわけだ．ドラえもん級のロボットが生産されるようになれば，少子化の日本ではロボットが家族の

一員なんて当たり前…

　ロボットさえいれば，「人間」の家族は要らない（最近話題になった映画を思い出します）．わずらわしい人間関係なんてごめんです．ロボットなら気に入らない，飽きたなら，機種変で一発解決．でも，機種変から1年しかたってないから，買い替えは高く付くな〜，ここが悩みどころ〜〜〜，という時代になる．ロボットに満足しきって，もはや誰も結婚すらしなくなるので，少子化に歯止めはかからないどころか，なーんだ，世界はロボットだけになってしまった（笑）．

　私は，こんな未来に夢はもてない．

AIロボットの使い方を間違えてはいないか？

　親が家族の絆を高める時間と余裕がなく，少子化となってしまった社会の生産性を回復するためにまず，AIロボットを社会実装しようという提案をしたい．簡単に言えば，ドラえもんは，家や近所ではなく，生産現場で労働しなさいということだ．友達・親としての仕事は相変わらず「人間」が分担するべきで，機械ではない．もしそれができない状況があるとするなら，それを解決するためAIロボットを活用するべきではないだろうか．

　料理ロボットを，あなたは欲しいか？料理が好きな人間には，釈然としない．また，料理がコミュニケーションの一つの手段であり，コミュニケーションは人間の仕事だとするならば，家庭に料理ロボットは要らない．しかし，料理ロボットの市場が生まれるという考えは，仕事が忙しく料理が負担になっている家庭が多いという単純な分析だろう．それでも，料理を楽しむ余裕がないほど，忙しい（個人生産性が低い）という状況をAIとロボットで解決するべきで，料理をする時間がないから料理ロボットが要る！というロジックを鵜呑みにしてはならないと思うのは私だけであろうか？

　誓って言うが，私はこれまでファミリー愛にあふれる大家族に育ち，人との絆を第一に生きてきたりはしていない．どちらかと言えば研究者にありがちな，個人の興味に埋没し，人とのかかわりを，ややこしい家族の問題を避けて通って生きた人間である．

　それでも私は，人の身振り手振りでしゃべるAIロボットを目の当たりにして強く思う．家族の一員としてドラえもんを必要としない世界を実現したい．

擬人化イコールAIロボットの進化ではない

　人と機械の役割分担を明らかにし明確な線引きをするとするならば，感情表現や創造をする（音楽や芸術・小説を書くなど）ことは人間の仕事であり，AIロボットの仕事ではないというスタンスをとることもできる．だから感情表現ができたり，美意識をもたせ機械を人間に近づけていく，すなわち擬人化がロボットの真の進化の方向性だとも，私には思えない．もちろん，人間を理解するために研究をするというのは…部分的には理解できるが．

　役割分担をするために，人間がもちえない機能をもつAIロボット，すなわち擬人化とは真逆が進化の方向性だと言える．例えば，ドローン等がわかりやすい事例かもしれない．

　ロボットとAIは人間の機能拡張として役割分担を明確にすべし，というのが現状，私の意見だ．しかし，賛否両論はあってしかるべきで，別に強要するつもりもない．しかし，どのよう

な未来を実現したいのか，そのビジョンを共有することの重要さは強く主張したい．なぜなら，共有されるビジョンがあってこそ，テクノロジー・イノベーションの社会実装への戦略が生まれ，またポジティブなレバレッジが生まれるからだ.

　例えば，自動運転．そのイノベーションが耳目を集めて久しいし，部分的には社会実装されはじめているようだ．しかし，自動運転が，社会をどう変えようとしているのかが一向に見えてこない．少なくとも私には理解不可能だ．居酒屋で酔っぱらいへべけれになっていても，無人運転で安全に自宅に送り届けてくれるようになるのだろうか？それと有人タクシーはどう価値が違うのか？そもそも，運転自体が楽しみであるエンスーはどうするのか？議論は全く深まらず，衝き動かされるような技術への期待も高揚感も生まれない.

■ ビジョン無きイノベーション

　例えばである．田舎に住んでいるおじいちゃんとおばあちゃんが，高齢のため運転免許書を返上したが，孫に会いにいくには公的交通機関では負担が大きすぎる．両親が休みをとって，遠い実家へ孫を連れて行く以外に，孫にあう方法がない．しかし，自動運転の車が手に入るなら，どんなに高くても手に入れたい…孫に自由に会うために．そんな話を小耳に挟んだことがある．このような遠隔地の後期高齢者が自由に移動するために，まずこの技術を届けよう，という発想は生まれないのだろうか？無人運転で社会を豊かにできそうな，最もわかりやすい，ある意味素直な発想だと思うのだが．多分，年金生活者にまで，イノベーションが普及するまでを待つことができない，高齢者にはかなわない夢となるから議論されないのだろうか．身体の不自由な方・後期高齢者には，新しいイノベーションの担い手としての，経済的な余裕がないと判断されてしまう．その結果，最もイノベーションを享受するべき階層が，最もイノベーションから遠い，という矛盾が生まれる．自動運転によって，不要となった駐車場スペースなどの有効利用で生まれた収益を高齢者に分配する．そんな，わかりやすい，多くの人間が共感できるビジョンがあれば，自動運転にかかわる，さまざまな障害や，実装するうえでの具体的な技術のデザインが可視化され，多くの人間がかかわって解決していけるかもしれない．限界集落での試験的な運用等，アイデア・戦略はビジョンがあって生まれる．イノベーションの社会実装は，常に矛盾の同時成立に挑戦することを意味している，と思うのだが.

　そうこうしているうちに，GM社がニューヨークでの自動運転の試験的走行を行うと発表した．さらにアナリスト等によると，向こう数四半期以内にGMが無人自動運転車サービスを提供するという見方を示した．これはUberやLyftといった相乗り大手を「かなり混乱」させうるサービスであり，タクシー運転手にとって大きな脅威になるとみている[7].

　ほら，はじまっている．弱い立場の切り捨てが.

　そして透けて見えるのは，企業収益と企業エゴで突き進むイノベーションの絵姿ではないか．何も企業が利益を得ることを否定しているのではないし，企業にエゴはあるべきだ．しかし，ビジョンなきイノベーションは社会を豊かにしない．結局は企業の事業としても大成功しないように思えるのは私だけか．同じ理由で，ソーシャルロボットでどんな社会を実現したいのかは，よくわからない（そんなことを言っていると，携帯にカメラなどつけても「誰も使わない」という多くの人の予想が完全に外れたことを指摘されそうであるが）.

　そしてビジョンが生まれたとしても，イノベーションを実装する上で生じる一過性の問題を

解消するしくみづくりが重要であることは言うまでもない．ライフサイエンスにAIロボットを活用する上でも，少なくとも以下のようなことは議論されるべきだろう．

　ロボットをラボに実装した場合に，研究者やテクニシャンを解雇してはならないというような規制が限定的には必要かもしれない．また作業しかしてこなかった人間が，あらたな職種へ移行可能とする育成プログラムを設ける．また効率化と人置き換えのためにAIロボットを導入することは原則許されない，あるいはそのような目的で導入する場合には，ロボット税を徴収する．また，文部科学省は研究開発の生産性が向上したことを，「効率化」と解釈し，科学研究費を減額してはならないのは自明．効率化と，生産性向上の判別は往々にして困難であるので，基本的にAIロボットの導入前後で，交付金や競争的外部資金の削減はあってはならないし，サイエンスから生み出された生産性による経済波及効果を考えれば，科学研究費の財源を心配する必要等は皆無だろう．教育の現場では，手作業による実験の実習が必要か？多分必要であろうし，ロボットによって可視化したパラメータは初学者のよい手本になるだろう．また，苦労して最適化したプロトコールを生み出した研究者をどのようにクレジットするのか？プロトコールがダウンロードされ使われた回数が現在の論文引用回数のように，ネットワーク上で公平かつ透明性をもって管理されれば，研究者がプロトコールを公開するインセンティブになりえるし，研究者のレイティングとして活用可能．論文による評価は，知名度やエディター・レビュアーとの人的ネットワークの影響があるため，プロトコールダウンロード数の方が公平．また，企業が事業化のために，プロトコール未公開でも許される，あるいは，知財化可能であるべきか？自身の個別研究のアドバンテージを担保するため，プロトコールを一定期間研究グループ外でのダウンロードを制限できる等のしくみが必要か？必要だとしたら，その基準・ガイドライン作りも必須だ．

　AIロボットが社会全体に与えるインパクト（一時的に生じる負のインパクト）を予測し最小化するために，科学者のみならず，社会学者・経済学者，政策関係者を含め幅広い議論がもっとあるべきだ．

ポスト・シンギュラリティへ

　汎用型AIが実用化するであろう2045年頃には，純粋機械化経済（AIロボットが全面的に生産活動を行い人間の労働力を必要としない経済状態）が実現し，全人口の1割しか労働していないだろうという予測がある．すなわち，9割は労働により収入を得ていないということを意味する．その時社会に必要とされる経済政策はベーシックインカムであるという議論をご存知だろうか．ベーシックインカムとは，「普遍主義的社会保障」と解説される．現在の生活保護は「選別主義的社会保障制度」であるが，ベーシックインカムの普及に際しては，働いているか失業しているか？労働能力があるかどうかは問われず，一定の額をあまねく受給するしくみをさす．労働しても受給額の減額はないため，労働したい人間の意欲をそぐこともなく，生活保護のように，受給対象者かどうかを選別するための莫大なコストがかからないというメリットがある[8]．ベーシックインカム推進論者は，純粋機械化経済（AIロボットのみで生産され人間の労働を必要としない経済）の達成により，爆発的な経済成長が生まれ，劇的な税収の増加が見込まれるため，ベーシックインカムの財源は全く心配する必要がないとしている．驚くことに，現在の日本の経済状況においても，年金と生活保護というコストのかかる差別主義的生活保障

制度をやめてしまえば，国民全員に毎月7万円を，年齢・性別・収入にかかわらず支給できると試算する専門家もいる[9]．私は，ベーシックインカム的な発想は，賛成である．

AIロボットにより著しい経済成長が生まれれば，基本的にコンビニで売っているようなコモディティはタダにしてしまえばいい．また，教育・医療と公共交通機関もタダ．移動したければ，路上で手をあげれば，無人運転のタクシーが音もなく止まり，タダでどこでも連れて行ってくれる．

そんな世のなかが実現すればいいと思っている．そして，基本的には「生活のために」働く必要がなくなる自由と，田舎だろうが都会だろうと住みたいところに住み，行きたい所に行ける自由がある社会がユートピアではないかと思っている．では，食べていくために働く必要がない世界で，人間はもはや仕事をしなくなるのかというと，私はそうでもないと思っている．ユートピアでは，本当にやりたいことを仕事にできる．あるいはこれまで事業性がないため，ボランティア的にしか行われなかった仕事に多くの人間が関われるようにもなる．人に感謝されるために純粋に働くことができるとも言える．すでに悠々自適の財を築きながら，あるいは生活に困らないだけの年金を支給されながらも，社会のためコミュニティーのために，真剣に仕事をしている人を私は何人も知っている．私の父親もそうだった．

AIロボットが生産をする一方で，研究（知的好奇心の探求）と教育（人間は次の世代に何かを伝えることに生き甲斐を感じる動物のようだ），美の創造などは，結局は，人間は決して手放さないだろう．料理を含めて五感を使った生産行為も同様だと思う．経済的余裕があれば，家庭菜園での収穫を楽しんだり，ホームビルドで自分の住む家をつくってみたい，といった欲求は当分なくならないように思う．それはAIができるかできないかの問題ではなく，人間がするべきなので（人間がしたいので）AIにはさせないという問題であり，そのような選択ができる未来を私は思い描くのである．AIロボットに一番奪われにくい職業は，実は農業や大工かもしれない．

サイエンスでは，ロボットが作業をし，発想し・解釈し仮説を生み出すのは人間の分担といったが，これらもいずれAIが担当するようになるだろう（**北野の稿**参照）．そんな未来では，考えることが「楽しい」，知的好奇心を刺激したい人間が，楽しみのために研究をするようになるだろう．そして，一番「楽しい」作業はAIには譲らない．ヘリコプターで山頂にあっという間に到達できるのに，相変わらず登山という行為がなくならないことが暗示する．

ライフサイエンスから社会をかえる

このようなシナリオが実現するかどうかは，誰にもわからない．それが正しいかどうかも，実は，私自身たいした自信があるわけではない．

しかし，あるべき未来を望まなければ，望むべき未来は決してやってこないことは，かなり確からしい．ビジョンを放棄し，未来を他人任せにしてしまえば，イノベーションの犠牲者となり，弱者として切り捨てられることは想像に難くない．ビジョンなきイノベーションが，このまま放置されるなら，ディストピア化のシナリオはかなり可能性が高い．

では，ビジョンはどのように生み出され，共感されるのだろうか？ 議論は必要だが，議論だけでは何も生まないことは自明の理だ．限定的で小規模でいいから，明白な成功体験・成功事例が必要なのだ．ライフサイエンスにおけるAIロボットが，そんな役割を果たせるような気が

してならない．なぜなら，人間と機械の新しい関係性から，大きな生産性を生み出す事例が，もうすでにあるからだ（**すべての稿**参照）．ライフサイエンスの革新からもたらされる，再生医療・個別化医療あるいは全脳アーキテクチャから汎用AIを生み出すといったバイオインダストリーの伸びしろは大きく，経済波及効果は決して矮小ではない．

　だから，ライフサイエンスから社会が変わる，変えられる…かもしれない．われわれに期待される役割は小さくない．そんな思いから，本書を編集することにした．

文献

1）Natsume T, et al：Anal Chem, 74：4725–4733, 2002
2）「トヨタ生産方式――脱規模の経営をめざして」（大野耐一），ダイヤモンド社，1978
3）Nakada S, et al：Nature, 466：941–946, 2010
4）Kitajima TS, et al：Nature, 441：46–52, 2006
5）Hirano Y, et al：Nature, 437：1381–1385, 2005
6）「週間エコノミスト 2017年10月10日号」p36–37
7）「GM to Test Fleet of Self-Driving Cars in New York」，10月18日 11:38 JST，WSJ電子版，2017
8）「ベーシック・インカム」（原田　泰），中央公論新社，2015
9）「人工知能と経済の未来」（井上智洋），p227–231，文藝春秋，2016

Profile

夏目　徹（Tohru Natsume）
4大学・2国研を渡り歩いた流しのタンパク質科学者．留学経験なし．もの作りからライフサイエンス最先端を切り拓く，がモットー．2001年より現研究所所属．'14年より現職．

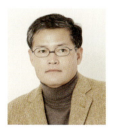

特別寄稿

ノーベル・チューリング・チャレンジ

人工知能による科学的発見の再定義と生命科学の加速をめざして

北野宏明
（特定非営利活動法人システム・バイオロジー研究機構／株式会社ソニーコンピュータサイエンス研究所）

　ノーベル・チューリング・チャレンジは，生命科学と人工知能のグランドチャレンジである．その目標は，非常に重要な科学的発見を可能とする人工知能システムを開発し，特に，生命科学分野の研究を劇的に加速することである．生命科学研究の本質的な難しさは，超高次元非線形動的システムである対象の持つ複雑性に加え，測定にかかわる限界と不確実性，産出される大量のデータと論文に対する情報処理などである．さらに，これらをわれわれの言語を主体としたコミュニケーションと思考過程で対応することに，認知的限界が存在すると考える．特に，システムバイオロジーの登場で，従来よりも劇的に複雑で大量のデータの処理が必要となるなど，この問題点は大きくなる一方である．これを克服する方法は，人工知能システムを開発し，人間の認知能力の弱点を補完させることであろう．同時に，このチャレンジは，科学的発見を再定義し，われわれとは違う科学的発見プロセスの発見につながる可能性もある．

Keyword　科学的発見のプロセス，認知限界，大規模仮説生成，美的感覚

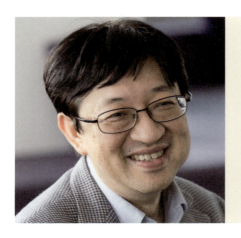

Profile
北野宏明（Hiroaki Kitano）
1984年国際基督教大学教養学部理学科（物理学専攻）卒業．'88年より米カーネギー・メロン大学客員研究員．'91年京都大学博士号（工学）取得．'93年株式会社ソニーコンピュータサイエンス研究所入社．2011年同代表取締役社長．'16年ソニー株式会社 執行役員コーポレートエグゼクティブ．1998年10月～2008年9月，科学技術振興事業団ERATO北野共生システムプロジェクトとその後継プロジェクトの総括責任者兼務．'01年4月，特定非営利活動法人システム・バイオロジー研究機構を設立，会長を務める．学校法人沖縄科学技術大学院大学教授．理化学研究所 統合生命医科学研究センター 疾患システムモデリング研究グループ グループディレクター．ロボカップ国際委員会ファウンディング・プレジデント．The Computers and Thought Award（1993），Prix Ars Electronica（2000），Nature Award for Creative Mentoring in Science（Mid Carrier）（2009）．ベネツィア・建築ビエンナーレ，ニューヨーク近代美術館（MoMA）等で招待展示を行う．

特別寄稿 ノーベル・チューリング・チャレンジ

　システムバイオロジーという分野が提唱され，20年が過ぎようとしている[1)2)]．その間，生物学におけるオミクス・アプローチ，定量測定技術，さらには広範な遺伝子操作技術などの技術開発が加速し，生命現象を系統的かつ網羅的に理解するという素地は整いつつあるといえる．また，限定的ながら動的シミュレーションを利用する創薬や基礎研究の成果もみられるようになり，データ解析手法も格段の進歩を遂げている．

　しかしながらこれらの実験手法や解析手法をいかに使いこなすか，さらに，得られたデータやその解析結果から何を見出すかに関しては，旧態依然のままである．つまり，研究者の科学的直感，セレンディピティー，幸運な間違いを逃さない態度などに依存しているともいえる．もちろん，これらは，研究活動のコアの部分であり，苦労の末に新たな発見に至った際の喜びは，何物にも代えがたい．しかし，これは科学的発見のプロセスが，予測不能であり，ある意味非効率的であるということも意味する．人工知能とロボットを生命科学に投入して最もインパクトの大きな研究は，この研究プロセス自体に革命をもたらし，科学的発見の過程のほぼすべてを自動化し，生命科学のありかた自体を変貌させることであろう．

　この変革をトリガーさせるために，筆者は，「ノーベル・チューリング・チャレンジ」というグランドチャレンジを提唱している．このグランドチャレンジは，2つのチャレンジによって構成されている．一つは，①2050年までに，ノーベル賞級かそれ以上の科学的発見を行う人工知能を開発するという部分[3)4)]，もう一つが，②人工知能システムが，人間の研究者と区別がつかないレベルで研究者コミュニティーとインタラクションを実現し，ノーベル賞選考委員会が，人工知能とは気がつかずに授賞を決定する，という部分である．

　ここで明確にしておくべきことは，このグランドチャレンジの真の目標は，科学的発見の本質を解明し，われわれの知識の飛躍的拡大をサポートする知能システムを開発し，それによって人類が直面する問題の解決につなげるというものであり，表層的な意味で「ノーベル賞を獲る」ということ自体が真の目的ではない．しかしながら，あえてこのような表現にしたのは，どのレベルで科学的発見をめざしているのかを明らかにしておきたかったことと，科学コミュニティーを超えてこのチャレンジを説明する際のわかりやすさを考えてのことである．また，後半の人工知能システムが人間の研究者と見分けが付かないようになるかは，現在では，荒唐無稽に思えるであろうが，将来これが，研究のありかたを激変させる要因になると思い至り，チャレンジの一環に加えている．ただ，誌面の関係で，今回はその部分には触れない．

　この科学的発見のプロセスは，ほとんど未解明ともいえる．確かに，Popperの「科学的発見の論理」[5)]において展開された，反証可能性（falsifiability）という概念は科学的過程の根本であり，さらには，われわれの創造性に関する哲学的・心理学的研究は多い[6)～8)]．また，Kuhn[9)]の研究は，科学におけるパラダイム・シフトの際には，「共約不可能性（incommensurability）」という非整合的な2つの理論体系（または解釈体系）の衝突が起き，パラダイム・シフトが起きると新たな理論体系に基づいて，解釈の変更が広範に引き起こされるとするなど，多くの示唆が得られる研究がある．また，一般的に「科学的直感」や「セレンディピティー」が重要であるとされるなど，多くの議論はなされている．しかし，これらの議論は，実際に計算機上で実装されうるレベルの具体性を伴っているわけではない．

　人工知能システムによる科学法則の発見に関する研究自体は行われてきた[10)11)]．例えば，

BEACON[12]，DENDRAL[13]，AM や EURISKO[14] など多くの先駆的研究がなされてきている．しかしながらそれらの研究は，すでに発見されている法則を，計算機で再発見できるかという試みや，エキスパートシステムの一種であるなど，本当の意味で大きな科学的発見に結びつく展開にはならなかった．また，Popper の理論の実装という観点からは，Shapiro による Model Inference System は，数少ない事例である．仮説生成から実験の自動化の一貫システムとしては，マンチェスター大学の Ross King などによる Robot Scientist システムがある[15)〜17)]．このシステムは，出芽酵母の遺伝学の領域において簡単な仮説を生成し，それを自動実験装置を利用して検証するなど科学的発見の初期段階の自動化に成功している．しかし，これもきわめて領域限定されたシステムである．

つまり，多くの網羅的実験や精密測定の技術は開発されてきたが，その結果から，新たな知識を見出していく，科学的発見の中核の部分に関しては，自動化された方法論やエンジニアリング的なサポートが事実上存在していないのである．個人の直感やセレンディピティーに依存する，きわめて家内制手工業的なプロセスである．その意味で，科学的発見は，産業革命以前の状態にあるとも言える．

しかし，システムバイオロジーの普及や深層学習をはじめとする人工知能研究の進歩などから判断して，よりチャレンジングな課題設定が可能な段階に入ってきたと考えて「ノーベル・チューリング・チャレンジ」を提案するに至った．

 ## 認知限界とその克服

このグランドチャレンジの前提となる認識は，「生命科学のボトルネックの一つとして，人間の認知限界がある」というものである．システムバイオロジーの浸透により，産出されるデータ量とその多様性は飛躍的に増大している．これらのデータを適切に解析し理解することがきわめて困難であることが，生命科学の大きな課題となっている．冷静に考えると，われわれは，大量で多様なデータを扱うことや複雑な高次非線形システムの挙動を理解することは本質的に苦手なのではないかという点に立ち返る必要がある．われわれが生命科学研究を行う際に，問題となる人間の認知能力の限界は，少なくとも以下の5つがあげられる．

① 情報地平線問題
大量の論文やデータが産出され，おのおのの研究者が関連情報すべてにアクセスし理解することが不可能な問題

② 情報ギャップ問題
自然言語で記述されている論文などに情報の不完全性・不正確性が存在し，常に自らの知識で補完するか曖昧な状態で推論せざるを得ない問題

③ 記述不安定性問題
高次元非線形である生命現象を，われわれが理解できる範囲の特徴量群と粒度で記述を行うために引き起こされる誤差の発生の問題

④ 認知バイアス問題
われわれの認知的バイアスや恣意的解釈が現象の理解をミスリードする問題

⑤マイノリティー・レポート問題
　膨大な論文のなかに，ごく少数の大勢とは逆の報告が存在するときに，この少数の報告を発見し，適切にその内容を評価することができるかという問題

　これらの問題の個別の詳細は，人工知能学会誌の論文を参考にしていただきたい[4]．しかし，その本質は，われわれの認知プロセスにあるのである．つまり，膨大なデータや文献を処理するだけの能力をもっていないという問題と，われわれが，言語を利用して，思考し，コミュニケーションをとるということ自体に内因する高次元非線形系に対する表現・処理能力の限界である．実際には，医学分野のみでも年間百万本以上[18]という膨大な研究上の知見が論文という自然言語を利用した表現で，蓄積され，流通しているということに内在する問題である．自然言語は，われわれの日常のコミュニケーションや思考を可能とする方法であり，われわれの認知形態の一つの反映である．それは，柔軟であると同時に，不正確さ，曖昧さを内包した手段である．つまり，この不正確さや曖昧さを内在的に包含する手法で，すべてにアクセスすらできない膨大な知見が蓄積されており，さらにそのなかに，多くの報告に相反し，もしかしたら正しいかもしれないごく少数の報告も混じっている，というのが，われわれの科学活動の一側面の実態である．

　言語を使うということは，われわれが見たものを，記号化する必要があるということである．記号化するということは，現象を量子化または粗視化するということであり，高次元非線形現象であっても，何らかの表現軸に対応させた区分を設定する，つまりラベリングする，ということに他ならない（図1）．この一定の表現軸上で区分された記号が，集団で共有の解釈が可能

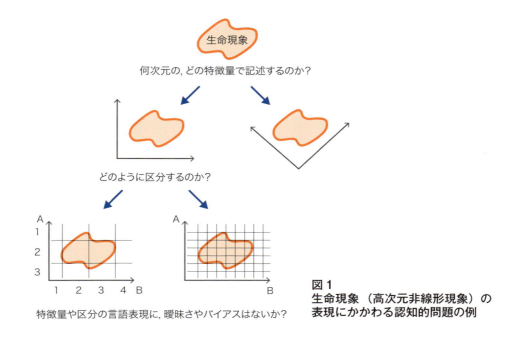

図1
生命現象（高次元非線形現象）の表現にかかわる認知的問題の例

となる．つまり文脈が与えられたときに，「意味」が生じるとも言える．しかし，高次元非線形系を粗視化すれば，不可避的に誤差が生じる．より細かく区分すれば，正確さは向上するが，その意味が理解できなくなり，思考とコミュニケーションに支障をきたす可能性が出てくる．これは，われわれの認知能力の内在的なトレードオフであろう．さらに，言語自体が，われわれの現象の理解自体に影響するという事例も報告されているのである．これは，Sapir–Whorf Hypothesis とよばれているもので，一定の条件下では，言語がわれわれの知覚に実質的に介入するということである[19]．一般意味論の提唱者である Alfred Kozybski は「Map is not a territory」という言葉で，この問題を表現した[20]．つまり，同じ現象を見たとしても，人によりその理解や言語表現は同じになるという保証がないということである．

われわれの認知限界の問題は，古典的人工知能の限界でもあった．古典的人工知能では，システムの設計者が，画像理解や推論過程などで，何が重要かを決めていくという手法をとっていた．つまり，表現軸を決め，おのおのの軸の区分を決めるなどしていたのである．ところが，深層学習の登場で状況は激変した．深層学習では，特徴量を人間が決めるのではなく，ニューラルネットワーク自体が決定していくのである．これにより，現象の恣意的言語化による問題点の多くは，解決した，または解決の糸口が見えてきたと考えてよい．しかし，これは認識の部分を解決したに過ぎない．

仮説の大規模生成と検証サイクルの実現

ここまでの議論は，生命科学研究に関連する人間の認知的限界が，研究にどのような困難さを呈しているのかを議論した．実際には，現象の認識をもとに，いろいろな仮説を立てていくことになる．しかし，実際の研究では，網羅的・系統的に仮説をたてていることは稀であり，多くの場合，研究者の直感や限定した範囲での論理的考察に依存している．これらの問題に根本的な解決策を与えない限り科学的発見のプロセスは，産業革命以前の状態にとどまると言える．

これに対応する作業仮説は，「科学的発見は，仮説空間の大規模網羅的探索と高速検証によってなされる」というものである．科学的発見の本質は，仮説の生成と検証にある．大規模仮説生成と超高速高精度の反証・検証サイクルの実現が，このプロジェクトの基本思想である．つまり，力ずくのアプローチである．これは，人間の研究者が行う科学的発見のプロセスとは違うものであろう．このグランドチャレンジの目標は，人間の研究者の発見過程を再現することではなく，それをはるかに上回る，別の科学的発見のアプローチの構築である．

このようなアプローチは，一見強引に見えるかもしれない．しかしここで，人工知能のグランドチャレンジの歴史を振り返る必要がある．これらのグランドチャレンジからは，多くの学ぶべき事柄がある．コンピューター・チェスでは，当初は力ずくの方法には限界があり，人間の知的行為の背後のヒューリスティックを獲得し，コンピューターに実装する必要があると考えられた．しかし，実際に起きたことは，全く逆とも言える．コンピューター・チェスでは，過去の対局の大規模データを大規模計算によって解析し，適切な学習アルゴリズムで，盤面評価や先読み制御を行うという手法によって人間のグランドマスターに勝利するまでになった[21]．これは，筆者が 1990 年代初頭に主張した「超並列人工知能」[22)23)]でもその有効性が議論され

ているように，大規模データ，大規模計算，機械学習の組合わせが基盤となる．これは，コンピューター将棋でも同様であった．最近のコンピューター囲碁においても，大規模データを基盤とした学習がキーポイントであった[24]．その間，機械学習の最先端は，深層学習や深層強化学習へと劇的な進歩がみられたのは言うまでもない．

同時に，これらの人工知能の方法論は，人間のように，これらのゲームをすることをめざしたのではないことには注目する必要がある．人間が同じ問題に対して，別の解答を提示したとも考えられるのである．これは，今回のチャレンジでも同じことになる．つまり，このグランドチャレンジを成し遂げたときに実現する科学的発見のプロセスは，いままでの人間の科学的発見とは，別の形態になるであろう．

このようなアプローチに対しては，「研究は，ゲームとは違う」，「少なからずの科学的発見が，偶然や間違いをキッカケになされているが，そのような発見は計算機で可能なのか？」，さらには，「われわれの科学的発見のプロセスでは，科学的直感が重要であり，いかに正しい問いを立てるかが重要であるが，これは計算機で実現はできないのではないか？」という疑問が投げかけられるであろう．しかし，これらの疑問も含めて，あえて，大規模仮説生成と高速検証サイクルで大きな科学的発見は可能であるという仮説を主張したいと思う．ゲームは，勝利条件が明確なために，検証が容易であることがポイントである．科学的発見の場合は，この検証が，既存知識との照合やシミュレーションというフィルターを経て，最終的には実験で置き換えられる．そこで実験系にロボットを導入することが重要になる．偶然や直感は，基本的に探索する仮説空間の大きさの問題になる．ここで，最も重要であるが，未開拓である仮説生成機能の研究が重要となる．生成されない仮説は，反証・検証プロセスに回されない．人間にとっては，一見非常識と思われる仮説も含めて，ありとあらゆる仮説が生成される必要がある．しかし，これを完全にランダムに生成したのでは，あまりに無駄が多すぎ実用的ではない．そこで，一定の条件をもって仮説の生成を行う必要があるが，この制約条件は，きわめて慎重に決める必要がある．つまり，ここでの制約条件は，「この世のなかにはあり得ないことは何か？」という境界を決めることと同一である．同時に，大きな科学的発見は，何の基盤もないところで突然に思いつくわけでもない．膨大な知的蓄積に基づいて仮説が生成されているのも事実である．ここでは，「あり得る仮説をすべて生成し，すべて反証・検証プロセスに送り込む」のである．仮説生成段階で重要なのは，仮説の過少生成を行わないことである．

新規の仮説を生成するということは，過去のデータから推定できる範囲を超えて，対象の現象に関するモデルまたは状態を推定するということである．そのためには，対象となる現象の背後にある法則性を学習し，そこから，有り得るモデルを獲得し，検証するべき状態を導出する必要がある．現状では，このモデル獲得と仮説生成は，われわれの思考過程を経て行われている．すでに議論したように，このプロセス自体に限界があるならば，そこで，獲得されたモデル，そしてそこから生成される仮説の妥当性に大きな疑問がつく．深層学習をはじめとした，最近の研究成果に期待されることは，人間の認知限界を超えたモデルの獲得とそこからの仮説生成である．

このときに起こり得る問題は，このシステムによって生成される仮説は，われわれの想定する範囲や形式を著しく逸脱したものになる可能性もあるということである．つまり，従来の科

学の歴史では，人間が発見できる種類の法則や知識が発見されてきたが，人工知能システムが発見する法則や知識は，われわれが直ちに理解できるようなものとは限らないということである（図2）．これは，極端なことをいうと，自然の法則が，われわれに理解できる形式になっているとは限らないということである．しかし，そのような法則や事実でも，利用すれば機能する．いわば「ブラックボックス化された知識」である．（これを，知識とよべるかは，議論があるが…）

　最後に考慮するべきは，この過程で，「美的感覚」の果たす役割である．大きな科学的発見に当たって，「その法則や方程式が，美しいか」は，さらに研究を進めていく一つの判断要因となっていたことが多い．人工知能システムが，このような領域での判断が可能となれば，より「美しい」と思われる仮説を集中的に生成するという方法も考えられる．おもしろいことに，ソニーコンピュータサイエンス研究所のチームは，Flow Machinesという作曲支援AIシステムを開発した（http://www.flow-machines.com/）．このシステムは，大量の楽譜から，音楽として成り立つ音の動きのスタイルを学習し[25]，さらに，このシステムを利用する作曲家が，例えば，「ビートルズ風の曲をつくろう」と考えると，ビートルズの曲の楽譜から，ビートルズのスタイルを学習し，実際に，ビートルズ風の曲を生成するのである（https://www.youtube.com/watch?v=LSHZ_b05W7o）．ここで，生成された曲は，ビートルズのスタイルを学習して生成されており，コピー&ペーストではない．ある意味，ビートルズ自身が発見していない，ビートルズの曲を発見しているともいえる．このようなシステムの成功は，科学的発見に当たって，自然の法則性の学習，さらにはよりメタなレベルで，法則のスタイルの学習へとつながる可能性がある．そのなかで，大きな科学的発見にまつわる「美しさ」への理解が進む可能性がある．

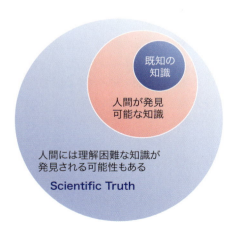

図2　仮説空間の探索によって発見されうる知識の階層性

グランドチャレンジの意味するもの

　このグランドチャレンジが進展すると何が起こるのであろうか．その実現には，非常に複雑な過程が駆動する必要がある（図3）．それを実現するためには，現在より，統合された研究基盤が構築される．なぜなら，グランドチャレンジを達成するには，人工知能システムが，データ，文献，データベース，解析手法へのシームレスなアクセスと，動的な解析パイプライン構築が可能な環境にあることが必須だからである．このような環境は，われわれ，人間の研究者にも有用であることは明白である．これは情報世界と物理世界の双方で実現する必要がある．著者らは，数年前から生命科学領域でのオープンイノベーションを促進するプラットフォームとしてGarudaプラットフォームの開発を進め，国内外の製薬企業などを中心に普及しはじめており[26]，最近では，Gandhara AI フレームワークも構築されている．これは，一つの基盤となるであろう（図4）．実験系は，物理世界での作業となるので，当然，ロボットが大量に導入されることになる．このシステムで必要とされる実験の数は，膨大になると思われる．さらに，実験手法もきわめて広範であり，それを迅速かつ正確に遂行するには，大規模ロボット実験設備が必要である．このチャレンジでは，仮説生成から検証過程を自動化する必要があり，あらゆる実験機器を接続・制御しデータ連動する必要がある．また，ロボットも含めた実験の全

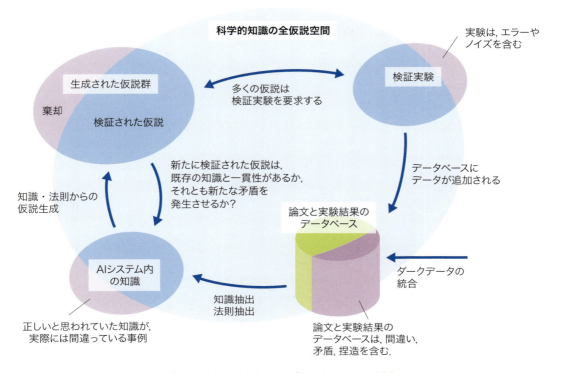

図3　想定されるシステムのプロセスフローの例

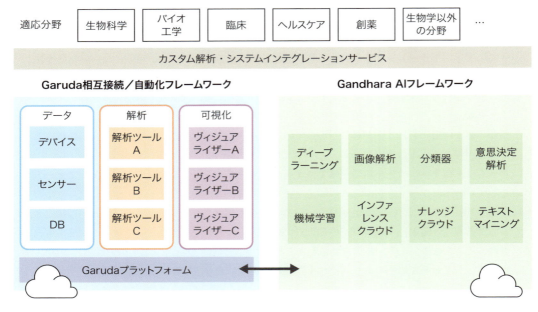

図4　GarudaプラットフォームとGandhara AIフレームワーク

　プロセスの自動化は，そこから産出されるデータを，自動的に適切な方法で全量蓄積させることが可能であり，いわゆるダークデータ問題[27)]の解決やさらにBlockChainなどと組合わせることで捏造問題の根本的な解決策となりうる[28)]．この分野は，ロボティクス，データサイエンス，人工知能が融合する部分であり，非常に早い段階で多くの応用が生み出される部分である．
　では，将来のどこかの時期に忽然と「スーパー人工知能サイエンティスト」が出現するかというと，そうではない．当面は，研究活動の一部において，人工知能の機能を利用した効率化や正確さの向上をもたらすという状態がしばらく続くであろう．これらの機能が十分なクオリティーに達し，かつ，幅広い機能をカバーする段階になると，これらの機能を連動して使う，さらには，どのような機能をどのような順番と条件で使うべきかを人工知能がアドバイスする，または決定する段階に入ってくるであろう．この段階では，人工知能システムは，研究活動の基本的なインフラストラクチャーとなっていると同時に，研究を促進するツールであり，容易に受け入れられるだろう．最終的には，より自律性の高い人工知能システムとなっていく．研究面での有用性もさることながら，この過程において，科学的発見のプロセスに関するより深い理解がなされ，再定義されるということが，本質的に重要である．
　もちろんここで議論した方法のみでは，科学的発見のごく一部にしか対応ができないであろう．より多くの研究が必要である．しかし，その一部の機能でも実現すれば，多くの発見がもたらされ，生命科学は根本的に別の次元に突入する．現実にこの研究が進むことで，多くの病気の治療法など人類の利益となる発見がもたらされるであろう．そのうえで，このシステムで成しえない発見は，どういうものかを具体的に検証することで，われわれはその本質へと迫っ

ていくことができる．その結果，われわれは，自律的にこの世のなかの原理を発見し続けるシステムを生み出すことになる．それは，文明の形態を根本的に変貌させる可能性がある．このグランドチャレンジは，考えられ得る限り最も重要な科学的研究プロジェクトなのだと思う．

文献

1 ）Kitano H：Nature, 420：206–210, 2002
2 ）Kitano H：Science, 295：1662–1664, 2002
3 ）Kitano H：Artificial Intelligence to Win the Nobel Prize and Beyond: Creating the Engine of Scientific Discovery, AI Magazine, 2016
4 ）北野宏明：人工知能学会誌, 31：275–286, 2016
5 ）「The Logic of Scientific Discovery」(Popper K)，Taylor & Francis, 1959
6 ）「Patterns of Discovery」(Hanson NR)，Cambridge University Press, 1958
7 ）「Creativity: genius and other myths」(Weisberg R)，W. H. Freeman & Company, 1986
8 ）「Against Method（4th Edition: 2010）」(Feyerabend P)，Verso Books, 1988
9 ）「The Structure of Scientific Revolution」(Kuhn TS)，University of Chicago Press, 1962
10）「Discovery Informatics: AI Opportunities in Scientific Discovery」(Gil Y & Hirsh H)，Mello Park, CA, AAAI, 2012
11）Gil Y, et al：Science, 346：171–172, 2014
12）「Scientific Discovery: Computational exploration of the creative processes」(Langley P & Simon H)，The MIT Press, 1987
13）Lindsay R, et al：Artificial Intelligence, 61：209–61, 1993
14）Lenat D & Brown J：Artificial Intelligence, 23：269–94, 1984
15）King RD, et al：Nature, 427：247–252, 2004
16）King RD, et al：Science, 324：85–89, 2009
17）King RD, et al：Science, 325：945, 2009
18）「Too Much To Read」(Kendrick N) http://www.kendricklabs.com/Kendrick_Blog-TooMuchToRead-Nov14.pdf.
19）Koerner, EFK：J Linguist Anthropol, 2：173–198, 1992
20）「Science and Sanity: An Introduction to Non–Aristotelian Systems and General Semantics」(Korzybski A)，Institute of General Semantics, 1933
21）「Behind Deep Blue: Buidling the Computer that Defeated the World Chess Champion」(Hsu F–H)，Princeton University Press, 2004
22）「Challenges of Massive Parallelism. International Joint Conference on Artificial Intelligence」(Kitano H)，Chambery, France, IJCAI：813–834, 1993
23）「Massively Parallel Artificial Intelligence」(Kitano H & J Hendler)，The MIT Press, 1994
24）Silver D, et al：Nature, 529：484–489, 2016
25）Sakellariou J, et al：Sci Rep, 7：9172, 2017
26）Ghosh S, et al：Nat Rev Genet, 12：821–832, 2011
27）Heidorn PB：Library Trends 57：280–299, 2008
28）北野宏明：ブロックチェーンの活路は人工知能との連携にあり．「ブロックチェーンの衝撃」, DIAMOND ハーバード・ビジネス・レビュー2017年8月号，ダイヤモンド社, 2017

レビュー

ライフサイエンスにおける深層学習

辻　真吾
（東京大学先端科学技術研究センターゲノムサイエンス分野）

人工知能に関する話題が語られるとき，ほとんどの場合，その背後には深層学習（ディープラーニング）の存在がある．ディープラーニングを含む機械学習アルゴリズムとその進化は，生命科学における情報解析の最先端を支える重要な要素になっている．本稿では，機械学習の基本的な内容からはじめ，ディープラーニングがどのようなものであるか簡単に解説したあと，生命科学分野での注目すべきいくつかの研究について紹介する．ディープラーニングの重要性はもちろん，情報科学と生命科学が，研究レベルで互いに必要不可欠な存在になりつつある姿が，浮かび上がってくる．

機械学習アルゴリズムの基本

　最近の第3次人工知能（AI）ブームを支える重要な要素の1つに，機械学習（machine learning）アルゴリズムとそのめざましい進展がある．まずは，教師なし学習（unsupervised learning），次元縮約（dimensionality reduction）そして教師あり学習（supervised learning）について簡単に解説する．遺伝子発現データの階層的クラスタリングは教師なし学習の1例であり，事前情報なしにサンプルを説明変数（この場合は遺伝子発現データ）だけを使って分類することを試みる．通常，遺伝子発現データは，1サンプル当たり数万にも及ぶので，PCA（principal component analysis：主成分分析）を使って，このような高次元の説明変数をより低次元に縮約する操作もよく行われる．
　一方，教師あり学習は，説明変数に加えて，目的変数（例えば，がんと正常組織）を使って，学習モデル

をつくり，新たなサンプルの属性予測などに利用する方法で，さまざまな手法が提案されている．細かな手法の違いはさておき，教師あり学習でつくられるモデルの本質的な意味を考えると，モデルは入力となる説明変数（入力データ）を受けとり，出力となる目的変数（予測値）を返す，ある種の関数や写像と見なすことができる（図1：学習モデルは入力データから予測値への写像）．このとき，目的変数が，がんと正常（1と0）のようなカテゴリーになっている場合は「分類（classification）」，血糖値のように連続値になっている場合は「回帰（regression）」とよばれる．数ある機械学習アルゴリズムのなかで，最もわかりやすい例は，線形回帰（linear regression）だろう．例えば，説明変数が2つで，目的変数が1つのときは，

$$y = b_0 + b_1x_1 + b_2x_2 + b_3x_1^2 + b_4x_2^2 + b_5x_1x_2$$

などといった関数を考えることができて，$b_0 \sim b_5$ までの値を推定することが，学習モデルをつくることに相

Keyword

機械学習，ディープラーニング，CNN，Autoencoder，Python，MIC

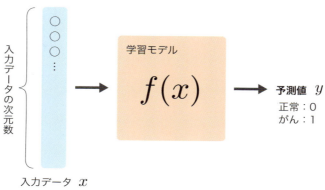

図1　関数の入力と出力
学習モデルは，入力データと予測値を対応させる関数と考えることができる．

当する．また，線形回帰においては，説明変数の何次の項までを予測モデルに含めるか，という問題もある．より高次の項まで使えば，関数はより複雑な曲線や曲面を表現できるので，予測の誤差は小さくなるが，与えられた学習データだけしか説明できず，新たな入力に対する予測能力が低下する，過学習（over fitting）の原因にもなる．

実際には，説明変数と目的変数の関係を単純な関係式で表現できることは少ないので，高度な機械学習アルゴリズムが必要となる．SVM（support vector machine）やrandom forestsといった方法が，生命科学の分野でもよく使われているが，ここにディープラーニングという新たな選択肢が加わることになった．

ディープラーニングとは？

ディープラーニングを教師あり学習器と考える場合は，入力となる説明変数と出力となる目的変数の間を，多層のニューラルネットワークで接続することになる（図2A）．ニューラルネットワークは，動物の神経細胞とそのネットワークを模したもので，AI研究の初期の頃からその概念自体は存在していた．1つのニューロンは，接続されている多数のニューロンから入力を受けとり，活性化関数（activation function）とよばれる関数によって自分自身が出力する数値を決定するし

くみになっている．この出力は，接続されているエッジの重みが掛けられて，別の階層のニューロンへの入力になる．このエッジの重みが，前例の線形回帰で言うところのb_1やb_2といった係数に相当し，ニューラルネットワークが学習の過程で，最終的な出力と学習データの目的変数との誤差を最小にするように，決められる（図2B，C）．

図2Aの一番左の層は，入力層とよばれ，説明変数の数だけこのニューロンが存在し，その出力は入力された数値そのままとなる．一方，一番右にある層は出力層とよばれ，最終的には計算結果で，目的変数に相当する．これ以外の層は，隠れ層（hidden layer）とよばれ，層自体の数や，層ごとに並べるニューロンの数には自由度があり，これを変更することで，異なるニューラルネットワークの学習モデルをつくることができる．隠れ層が少ない場合は，比較的単純なニューラルネットワークになるが，多くなってくると，モデルの表現力が増し，ディープラーニングとよばれるようになる．

ディープラーニングが最初に注目を集めた出来事に，ILSVRC（ImageNet Large Scale Visual Recognition Challenge）がある．これは，1,000個のカテゴリに分けられた画像を，学習モデルに入力として与え，可能性が高いと判断した上位5個のカテゴリに正解が入っているかを競うもので，2011年までのコンテストでは，

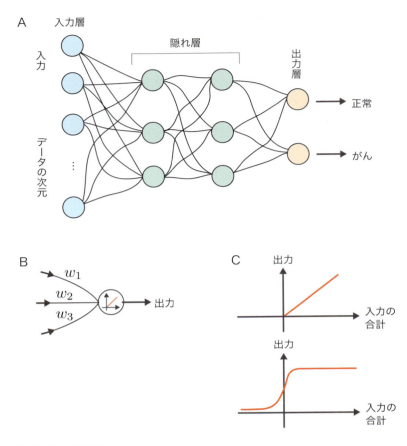

図2　ニューラルネットワークの仕組み
A) ニューラルネットワークの構造．B) 1つのニューロンのふるまい．w_1などはエッジの重み．C) 活性化関数の例．上がReLUとよばれるもので，負の数を0に正の数をそのまま出力する．下は出力層によくつかわれるsoftmax関数で，0から1までの値をとる．

最も優れた学習器でもエラー率が25％を越えていた．はじめてディープラーニングを使ったモデルが登場した2012年のコンテストで，そのエラー率が10％以上低下し，前例がない性能の改善にディープラーニングへの注目が一気に高まる結果となった．その後も，このコンテストは毎年開催されており，以後はディープラーニングを用いたチームの独壇場で，最新のコンテストでは，エラー率は1桁台前半にまで改善している．

ディープラーニングにはいくつかの種類があるが，画像認識で高い性能を発揮するものに畳み込みニューラルネットワーク（CNN：convolutional neural network）がある．図3に，CNNの畳み込みの本質的な意味を図示する．CNNは入力となる画像の一部を，順々に切り出して次の層への入力にし，それらをまとめて，新たな層への入力にする．このような多階層のニューラルネットワークをつくることで，例えば，目的物のちょっとした位置のズレに対して，頑健な学習モデルができることになる．図3では，「あ」の丸みを帯びた部分をなんとなく捉えている様子を図示してみたが，実際の画像の解析でも，これと似たようなことが起こっていると考えられる．後述するように，CNNのこの性質は，DNAやRNA配列のなかで，どこにタンパク質が結合するかについて，多少の位置のズレに頑健になるモデルをつくることにも応用されている．

ニューラルネットワークの考え方自体は古くからあるにもかかわらず，ディープラーニングが近年急速に

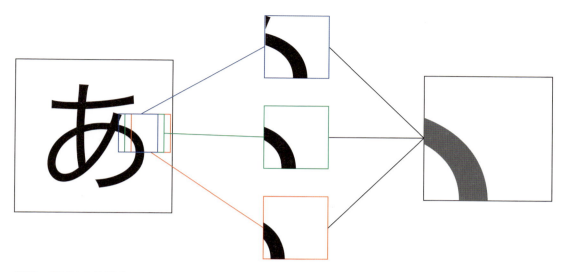

図3　CNNの仕組み
CNNの大まかな仕組みを示す．一定の領域を畳み込む事で，どのような特徴の形があるのかが，ネットワークに学習される．この図自体は概念的なものなので，実際のニューラルネットの仕組みを反映していないことに注意．

発展している背景にはいくつかの要因があり，それらに関してはよいレビューがある[1]．特筆すべき要因の1つに，"ドロップアウト"を使った，ディープラーニングの過学習対策がある．ニューラルネットワークは，隠れ層を増やすことで，簡単にモデルの表現力を高めることができるが，一方で過学習に陥りやすいという欠点もあり，まさに両刃の剣と言える．ドロップアウトは，学習モデルのなかの一部のニューロンを排除することで，過学習を防ぐ方法で，単純な方法の割に性能がよかったため，ディープラーニングが広く普及する原動力の1つとなった．

ディープラーニングの実行環境

機械学習を含む，すこし高度なデータ解析の実行環境は，RもしくはPythonが最近のトレンドになっている．Rはデータ解析に特化した言語のため，プログラミングの経験がなくても，はじめやすいという特徴がある．一方，Pythonは汎用プログラミング言語であるため，データ解析以外の目的にも利用することができ，生命科学分野だけではなく，データサイエンスの分野全般において，オープンソースのソフトウェアを利用したデータ解析は，RとPythonが中心的な存在であるが，ディープラーニングに関しては，公開されているライブラリの多くが，Pythonを使ったプログラミングに対応している．最も知名度があるライブラリは，米Google社が公開しているTensorFlow (https://www.tensorflow.org/) で，他にKeras (https://keras.io/) やChainer (https://chainer.org/) などがある．TensorFlowは，ディープラーニングに限らず，Google社内で使われている機械学習ツールが公開されているため世界的な人気がある．KerasとChainerは，ともに使いやすいディープラーニングのライブラリで，はじめてディープラーニング関連のプログラミングをする場合には，この2つが適しているだろう．ちなみに，Kerasは一部がTensorFlowへ統合される予定があるようで，オープンソースの分野は変化が激しいため，今後も動向を注視する必要がある．Chainerは数少ない日本製のライブラリで，PFN社が開発しており，今後の世界規模での普及が期待される．

ディープラーニングの計算は，非常にコストがかかるため，CPUだけではなく，一部の計算をGPUを使って行うことで，数十倍の高速化が可能となっている．GPUには，NVIDIA社製のGPUが使われることが多

く，1枚数万円のグラフィックスカードでも十分高速化の恩恵は受けられる．1枚10万円以上の高性能なカードを利用すれば相応の高速化が可能となるし，Amazon Web Service などのクラウド環境で GPU インスタンスを時間単位で購入することも可能なので，用途に応じて使い分けることができる．

機械学習アルゴリズムとしてのディープラーニング

ディープラーニングは，機械学習アルゴリズムの一種であるが，生命科学の分野でもディープラーニングが登場する以前から，機械学習を使った研究は広く行われていた．一方，近年のブームとも言えるディープラーニングの広がりによって，これを生命科学の研究に応用した事例は多く，いくつかのレビュー論文にまとめられている[2]〜[5]．

ただ，機械学習アルゴリズムの選択肢の1つとして，ディープラーニングを使ってみただけという報告も多く，例えば文献[2]の一覧表にまとめられている論文のなかには，他の機械学習アルゴリズムと性能の比較をしていないものや，性能比較はしていても，大した改善がみられていないものも多くみられる．ディープラーニング自体は，表現力が高いので，過学習を防げれば性能が出ることは多いと思われるが，計算時間を考慮すると，必ずしもこの高度なアルゴリズムが必要かどうか疑問に思われる研究報告も多い．

そこで以下では，論文の被引用数を調べるために，Web of Science を利用し，「ディープラーニング」というトピックを含む論文のうち，2017年5月下旬において，引用数が20以上ある論文142報を抽出し，このなかから論文の内容が生命科学の分野に関連したもの15報を中心にその紹介をすることにする．また，この方法だけでは，比較的新しい論文が対象から外れてしまうため，本総説の後半では2017年はじめに公開された論文のうち，注目すべき2報について紹介し，今後の研究の動向も含め考察していく．

注目すべき研究論文

◆ 配列情報から結合タンパク質の特異性を予測する

生命科学とディープラーニングの分野で，最も注目されている論文は文献[6]で，配列の情報から結合タンパク質に対する特異性を予測するモデルをつくった研究である．ChIP-Seq などの実験データを入力として，配列情報から特定の結合タンパク質に対するスコアを出力する学習モデルをつくる．また，学習の過程で抽出されたモチーフを可視化するソフトウェアも用意している．DNA 配列に変異がある場合，どの程度タンパク質の結合に影響するかを数値化できるため，遺伝病やがんなどの研究にも応用できる．Web サイトからは簡単な検索もできるようになっており，プログラムも公開されている．手法のコアな部分では，CNN を使っている．これによって，入力となる配列情報における，本当の結合配列の位置がすこしズレていても正しいスコアを予測できるようになっているものと思われ，実際に既存の方法論と比較して，その優位性を示せている．また，彼らは in vitro のデータでつくったモデルが，より複雑な制御機構が働くと考えられる in vivo の現象を正確に予測したことを例に挙げ，ディープラーニングが，核酸とタンパク質の結合に関して，より本質的な部分を学習した可能性があると主張している．

◆ 人体における臓器位置の特定

文献[7]では，MRI によって得られた，人体の冠状面（正面から見た断面図）について，それぞれの臓器の場所を特定するために，ディープラーニングを使った方法を開発している．臓器の場所や大きさは，人によって異なるばかりではなく，がんやその転位によっても影響をうける．そこで，研究グループは，ディープラーニングの一種である Autoencoder を使い，入力情報の次元をうまく縮約することによって，正確な正解データ無しに，肝臓や腎臓といった臓器の場所を特定できるモデルの開発に成功したと主張している．用いた訓練データは，冠状面の画像に，非専門家が肝臓や腎臓をラフに囲ったもので，この訓練データに関する識別性能を Autoencoder と主成分分析（PCA）で比較検討している．画像からの特徴量抽出においては，PCA より Autoencoder の方が優れていることを示すものであ

るが，複雑な画像解析のような問題では，ある意味当然の結果と言え，今後この成果をどう活用していけるかが重要であると，筆者らも指摘している．

◆医療画像診断

一方で，医療画像の解析が応用に直結しそうな例もある．文献[8]では，MRIとPETの画像という2種類の医療画像を使い，これらを統合することで，アルツハイマー病（AD：Alzheimer disease）や，軽度認知機能障害（MCI：mild cognitive impairment）の診断精度が，これまでの計算機を使った方法論よりも改善されたという例を報告している．ここで使われているのは，restricted Bolzman machineとよばれるディープラーニングアルゴリズムの一種で，確率的なふるまいをモデル化できる方法論である．通常，MRIとPETの検査画像は，別々に利用されたり，一緒に解析されるとしても，1つのベクトルに単純に連結されたりすることが多いが，この研究ではこのようなmultimodalなデータを，ディープラーニングで統合することによって，ADと健常人では95.35％，MCIと健常人では85.67％の診断精度を達成したと報告している．現状では，MRIとCTという2種類のデータにしか対応していないが，今後これを遺伝子やタンパク質の発現データなど，他の多次元な検査結果にも広げて行くことで，データ間の相補的な効果がさらに高まり，診断精度の向上につながる可能性も指摘している．

ディープラーニングは，ライフサイエンスの分野だけではなく，画像解析で多くの応用事例がある．ただ，複雑で多階層にわたるニューラルネットワークが，画像を正しく判別できるように訓練するには，正確にラベル付けされた大量の訓練データと，多くの計算機資源が必要となる．これらの問題を一部でも解決するために，最初からニューラルネットワークを訓練するのではなく，訓練ずみのモデルに対し，手元の訓練データを追加で用い，モデルをチューニングするという方法がよく用いられている．文献[9]は，この方法論が，医療用データにも有用かどうかを検討している．一般的な画像を使って訓練されたモデルを，例えば内視鏡を用いたポリープ検出の画像を使ってチューニングすることで，医療用のデータだけを使ってモデルを訓練した場合と比較している．ポリープ検出の画像を含め，

4種類の医療用データに関して実験をしているが，それぞれ学習ずみモデルのチューニングと，医療用データだけを使ったモデルとの比較で，チューニングでつくられたモデルの方が性能がよいことが示されている．特に，訓練の初期では，チューニングでつくるモデルの精度が高く，計算資源と入力データの節約が実現できる．

◆化合物の物性予測

ディープラーニングを使った注目度の高い研究のうち，画像解析に関するものではない報告をいくつかまとめて紹介しておこう．文献[10]では，化合物の水溶性を予測するモデルを，RNN（recursive neural network）を使って構築している．RNNは，最近注目を集めているディープラーニングアルゴリズムの応用で，一連のつながりをもった構造を入力データとして学習することができる．化合物は，元素がつながり合って構成されていると考えることができ，この構造から水溶性を予測するモデルをつくり，SVMなどを利用した既存の方法を上回る予測精度を得ている．また，この研究は，文献[11]において，化合物の構造から薬物性肝障害を予測するモデルの構築にも，応用されている．

◆自然言語処理の応用

ディープラーニングは，自然言語処理にも使われて，成果を挙げているが，文献[12]では，薬の有害反応をTwitterなど，ネット上の一般的な情報源から収集するシステムの開発が報告されている．短い文章のなかで，どこに有害事象を示す言葉が使われているかを特定することは難しく，またTwitterに投稿されるような英文には専門用語が使われることはない．これらの困難を解決するために，この研究では条件付き確率場（CRF：conditional random field）とディープラーニングを応用している．

◆シングルセル解析への応用

最後に，出版年が新しく，引用数はまだ多くないが，シングルセル解析のデータを扱うために開発された方法を2つ紹介しておく．文献[13]では，DNAのメチル化状態を予測するソフト，DeepCpGを開発している．シングルセル解析では，その試料の少なさゆえに，正しくメチル化状態を判別できない箇所が頻繁にみられるようになるため，これを解決しようとするものであ

る．この研究の注目すべき点は，複数のシングルセル解析の情報を同時に入力として与える点にあり，これは，1サンプルごとの情報を使ってメチル化状態を予測するモデルをつくるのではなく，別のサンプルの情報も考慮に入れることを意味する．こうした工夫の結果，Random Forestsなど既存の手法を凌駕する精度を達成している．

一方，文献[14]では，マスサイトメトリーを用いて得られるシングルセルのデータを使って，病態と関連する希少な細胞集団を特定する方法論を提案している．この研究では，1つの病態に関連した複数のシングルセルデータを入力とし，CNNを使って，特徴的な細胞のクラスターを同定することに成功している．この研究で注目すべきは，造血幹細胞やがん幹細胞のように，非常に希少な細胞集団を感度よく同定しようと試みている点にある．このために，multi instance classification（MIC，またはmulti instance learning）とよばれる技術を応用している．通常，教師ありを前提とした機械学習アルゴリズムでは，1サンプルに1つのラベルを付与したものを訓練データとする．例えば，がんと正常といったラベルを考えるとき，すべての細胞に正確なラベルを貼ることができればよいが，シングルセル解析のような場面では，それが困難なことが多い．MICでは，入力として，いくつかのサンプルの集合を受けとるようにする．1つの集合はいくつかのサンプルからなるが，これらは，がんのサンプルを全く含ま

ない集合と，少なくとも1つはがんのサンプルを含む集合から構成される．MICは，このような入力を訓練データとして，モデルを構成するため，正確にラベル付けされたデータが揃っていなくても学習モデルをつくることができるメリットがあり，応用範囲は広い．

まとめ

機械学習の基本から，ディープラーニングアルゴリズムの概要までを解説し，それが最近の生命科学の分野で，どのような研究に応用されているのかを紹介した．ディープラーニングが得意とする，画像認識の分野で使われるCNNが，タンパク質の結合配列解析に使われ，高い精度を出す一方，医療用画像の解析や，化合物の特性，さらにはシングルセルのデータ解析にまで応用されている事例を紹介した．また，とかくディープラーニングアルゴリズムにばかり目が行きがちだが，条件付き確率場や，MICといった最先端の機械学習アルゴリズムが，生命科学の情報解析に応用されている事実は見逃せない．

DNA配列解読装置の進化だけにとどまらず，実験技術の進展は今後も進むと考えられ，遺伝子やタンパク質の発現情報に加え，エピジェネティックな変化やタンパク質の相互作用ネットワークなど，今後も多くのデータが産出されることになる．こうした大量データをうまく活用できなければ，生命科学の進展はない．

もっと知りたいQ&A

Q. ディープラーニングに欠点はないのですか？

A. あります．まず，学習モデルを作るとき計算に多大な時間がかかることがあげられます．単純な次元縮約の場合，PCAやSVD（singular value decomposition）を使うと数秒で終わる計算が，Autoencoderでは数時間，パラメータの設定によっては数日かかることもあります．もちろん，精度はディープラーニングの方が上ですが，場合によって使い分ける方が賢い選択だと思います．また，内部で何が起こっているのか分からないというのも，欠点として捉えられるかも知れません．これを逆手にとったおもしろい試みとして，画像認識ができるディープラーニングを騙す画像を作ったという報告があります（http://www.evolvingai.org/fooling）．人間には壊れたテレビのノイズ画像にしか見えないものを，ディープラーニングが自信満々に「レッサーパンダ」と応える様子は，人工知能が人に追いつくにはまだまだ時間がかかるのではないかと思わせます．

筆者は，人にできることをAIでやれるようにすることには，あまり魅力を感じていない．ディープラーニングに代表されるAI技術の活躍の場は，人が苦手とするような，大量データの前処理や，適切な次元縮約にあると考えている．AIが無味乾燥で膨大なデータから，適切に特徴量を抽出し，人への入力情報をつくる．この入力を得た，柔軟で創造的な人の脳が，画期的な発見をするという好循環こそ，未来の科学研究の姿だと思う．

文献

1) LeCun Y, et al : Nature, 521 : 436-444, 2015
2) Ekins S : Pharm Res, 33 : 2594-2603, 2016
3) Ravi D, et al : IEEE J Biomed Health Inform, 21 : 4-21, 2017
4) Mamoshina P, et al : Mol Pharm, 13 : 1445-1454, 2016
5) Angermueller C, et al : Mol Syst Biol, 12 : 878, 2016
6) Alipanahi B, et al : Nat Biotechnol, 33 : 831-838, 2015
7) Shin HC, et al : IEEE Trans Pattern Anal Mach Intell, 35 : 1930-1943, 2013
8) Suk HI, et al : Neuroimage, 101 : 569-582, 2014
9) Tajbakhsh N, et al : IEEE Trans Med Imaging, 35 : 1299-1312, 2016
10) Lusci A, et al : J Chem Inf Model, 53 : 1563-1575, 2013
11) Xu Y, et al : J Chem Inf Model, 55 : 2085-2093, 2015
12) Nikfarjam A, et al : J Am Med Inform Assoc, 22 : 671-681, 2015
13) Angermueller C, et al : Genome Biol, 18 : 90, 2017
14) Arvaniti E & Claassen M : Nat Commun, 8 : 14825, 2017

Profile

辻　真吾（Shingo Tsuji）

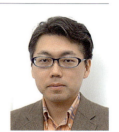

東京大学先端科学技術研究センターゲノムサイエンス分野油谷研究室の特任助教．1998年東京大学工学部計数工学科卒業．修士取得後，ITベンチャー勤務などを経て，バイオインフォマティクスの世界へ．博士課程の頃から，生命科学におけるデータ解析に約15年携わっているが，同時にその難しさも痛感している．10年ほど前からプログラミング言語Pythonの魅力にはまり，現在は布教活動にも力を入れている．

AI応用のいま

機械学習・人工知能が明らかにする脳内情報表現

西本伸志
（国立研究開発法人情報通信研究機構 脳情報通信融合研究センター）

機械学習・人工知能技術等の数理解析技術の発展に伴い，自然で多様な条件下における脳機能を定量的に解明する研究が進んでいる．本稿では，私たちの研究を中心に，自然視聴覚体験下におけるヒト脳内情報表現を定量的に理解する枠組みと最近の成果，また展望について紹介する．

医学生物学の多様な分野のなかでも，脳神経科学はいわゆる人工知能技術と親和性の高い研究分野の1つと言えるだろう．そもそもの人工知能の目的が，われわれの知能の源泉と見做されている脳と同等（以上）の機能をもつ何かを人工的につくり出すことであるため，これは当然とも言える．特に最近話題となっている車の自動運転や対話型エージェント等，現実世界の自然で複雑な状況において合目的的な行動を起こす主体について考えた場合，人工知能と脳神経科学は，それを構成論的につくり出す（エンジニアリングする）立場なのか，すでに存在する主体の動作原理を解明する（リバース・エンジニアリングする）立場なのかの違いはあれ，対象として扱う概念には一定の重複が生じる．

特に両分野共通の課題として近年大きな関心が寄せられているトピックの1つとして，情報表現（representation）があげられる．HubelとWieselらのノーベル賞受賞事由である大脳初期視覚野細胞における方位選択性（視野内の特定位置に特定の傾きをもった線分が現れたら反応する）の発見以降，神経活動が担う脳内情報表現を調べることは，神経科学にお

ける大きな課題の1つになっている．特に近年では，機械学習等を用いた多変量解析技術の発展により，これまで未知であった日常的で複雑な視聴覚体験（動画視聴時等）を司る脳内情報表現の解明が進んでいる．人工知能分野においても，昨今の一大ブームの先導役となった研究は，自然事物を視覚的に認識するための情報表現を獲得する機械学習手法（深層学習）であった．より動的な行動主体が動作に合目的的な情報表現を獲得する手法については，現在（2017年夏）も模索が続いている．

本稿では，脳神経系および人工知能の情報表現を軸足として，機械学習・人工知能の手法を援用したわれわれの最近の研究，および展望について紹介したい．

モデリングアプローチを用いた脳内情報表現の定量理解

自然で複雑な条件下における脳内情報表現を調べるため，私たちはモデリングアプローチ[1]とよばれる機械学習由来の枠組みを主に用いている（**図1A**）．この枠組みでは，まずできるだけ自然で多様な体験下（動

Keyword

機能的磁気共鳴画像法，機械学習，意味空間，脳機械インターフェース

あなたのラボにAI（人工知能）×ロボットがやってくる

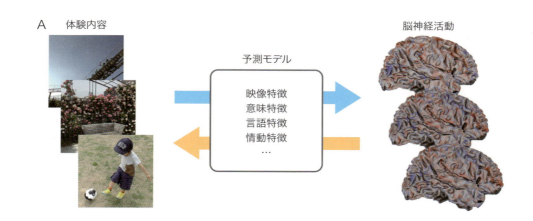
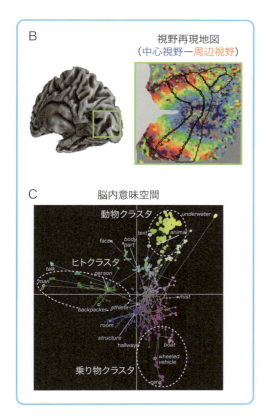
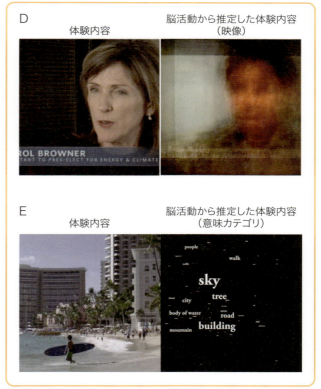

図1 機械学習手法を用いた脳内情報表現の研究例

A）手法の概念図．自然な体験下における脳神経活動を記録し，両者の関係を説明する予測モデル構築を試みる．B〜C）脳情報表現解析の例．大脳皮質の時空間情報表現地図を定量したり[2]（B），意味カテゴリ（犬，人，車等）間の関係を示す脳内意味空間を可視化[3]することができる．D〜E）脳情報解読の例．映像特徴モデルから体験内容を映像化したり[2]（D），体験意味内容を推定[6]（E）することができる．（文献2, 3, 6より引用，写真は転載）

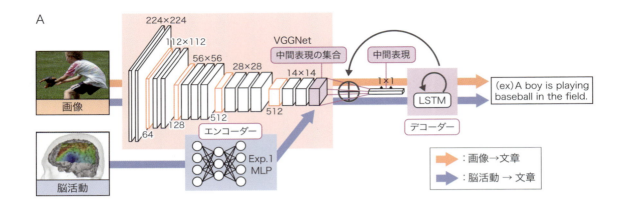

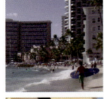

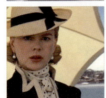

図2 人工知能技術を援用した脳活動からの文章生成例[9]
A）画像から説明文を生成する技術（赤矢印）を応用し，脳神経活動から文章生成を試みる（青矢印）．
B）脳神経活動から生成した体験内容の推定文章例．（文献9より引用，写真は転載）

画を視聴する，一人称ゲームをする等）における脳神経活動をできるだけ多く（数時間，あるいは時間サンプルで数千以上等）記録する．脳神経活動の記録手法は，ヒトではfMRI，動物モデルでは多点電極や2光子イメージング等，一定以上の空間解像度をもつ多点計測技術（数百～数万チャネル等）が主に用いられる．このようにして得られた対となる時空間パターン（体験内容と脳神経活動）について，片方を入力としてもう片方の挙動を予測するような多変量入出力モデルの構築を試みる．モデルが扱う要素は，動画視聴下データなら映像や音声特徴を媒介したものかもしれないし，物体の種類，あるいはより主観的な印象や情動が有効かもしれない．どのような特徴をどのように定量化してモデルに組込むかが情報表現に関する仮説になり，それらを組込むことがどの程度モデルの予測精度（未知条件のデータ予測をどのぐらい正確に行えるか）の向上に寄与するかで当該仮説の重要性が評価できる．

前述の枠組みで得られたモデルを解析することで，脳内情報表現に関する多様な情報を得ることができる．例えば映像中の動きや形の情報をあらわす運動エネルギーモデルを用いた解析結果から，神経細胞やfMRIボクセル単位の受容野を同定したり，皮質上の視野再現地図や時空間応答地図を可視化することができる（図1B）[2]．また言語特徴に由来するモデルを用いること

で，自然事物の脳内における意味的距離をあらわす脳内意味空間を定量したり（**図1C**）[3][4]，そのような空間が注意のような意識的な操作によってワープする様子を確かめることもできる[5]．また脳神経活動から体験へのモデルを構築することで，脳活動からヒトの視覚体験内容を映像化したり（**図1D**）[2]，知覚意味内容の推定も可能になっている（**図1E**）[6]．これらの興味深い応用例として，寝ているヒトの脳神経活動から知覚意味内容（つまり夢の内容）を解読したり[7]，視覚的な想像を行っている際の脳神経活動から想像内容を推定する[8]等も一定精度で実現されている．

人工知能と脳神経活動の融合利用

より直接的に人工知能分野の成果と脳神経活動の融合を試みた例として，脳神経活動からの文章生成を紹介したい[9]．大元の研究は任意の画像を与えるとその画像の内容を説明する文章を生成する人工知能技術[10]であり，これは画像の高次特徴を抽出する深層学習部分（VGGNet）と高次特徴から文章を生成する回帰学習部分（LSTM）から構成される（**図2A赤矢印**）．ここで，深層学習は大脳視覚野の階層構造を模したものであるが，そこで学習される情報表現も実際の大脳皮質のそれとよく対応することが知られている[11]．このため，動画視聴下脳神経活動からそれと対応する深層学習の高次特徴を予測するモデルを構築することができれば，そこから文章生成が行えると推定できる（**図2A青矢印**）．実際にそのようにして生成した文章と，その際に被験者が見ていた動画クリップの対応例を示す（**図2B**）．まだ完全に正確な内容には至っていないが，文法的にも登場する事物的にもある程度妥当な文章が生成されていることがわかる．これはヒト脳神経活動から体験内容を文章として表出したはじめての例であり，人工知能分野の進展がなければ成し得なかった成果の1つと言えるだろう．このような技術は，将来的には頭の中で想像した内容を文章としてとり出す等，高効率の脳機械インターフェース（BMI）の数理基盤等として期待される．

医療応用に関する動向と展望

人工知能（機械学習）と脳神経科学の融合による医療応用としては，脳機能画像を用いた精神疾患等のバイオマーカー導出の試みが進んでいる[12]．これらの試みに脳内情報表現の定量比較を組合わせることで，将来的にはより詳細な認知状態や病態の理解が進む可能性がある[5]．また麻痺患者や健常者を対象としたBMI技術の開発には脳神経活動計測技術および脳内情報表現解析技術の双方が必要であり，今後も機械学習と脳神経科学の融合発展は重要であると考えられる．直近（2017年）の関連動向としては，Elon Musk氏の率いるNeuralink社をはじめ，Facebook社，SoftBank傘下のARM社等，数兆〜数十兆円規模の計算/通信系巨大資本が相次いでBMI開発への参入を表明しており，今後の成果が注目される．

おわりに

本稿では，機械学習・人工知能技術を用いて脳内情報表現を理解するわれわれの研究，およびその関連動向について紹介した．この分野は日進月歩であり，学術的な動向から社会の期待まで，変遷が目まぐるしい．しかしその分だけ思わぬところに研究やその成果が展開していくこともあり，エキサイティングな時代であると感じる．

文献

1) Gallant JL, et al：「Visual Population Codes」（Kriegeskorte N & Kreiman G/編），pp163–188, The MIT Press, 2011
2) Nishimoto S, et al：Curr Biol, 21：1641–1646, 2011
3) Huth AG, et al：Neuron, 76：1210–1224, 2012
4) Çukur T et al.：J Neurosci, 36：10257–, 2016
5) Çukur T, et al：Nat Neurosci, 16：763–770, 2013
6) Huth AG, et al：Front Syst Neurosci, 10：81, 2016
7) Horikawa T, et al：Science, 340：639–642, 2013
8) Naselaris T, et al：Neuroimage, 105：215–228, 2015
9) Matsuo E, et al：Proc ACL SRW 2016：22–29, 2016
10) Vinyals O, et al：Proc CVPR 2015：3156–3164, 2015
11) Güçlü U & van Gerven MAJ：NeuroImage, 145：329–336, 2017
12) Drysdale AT, et al：Nat Med, 23：28–38, 2017

参考図書

西本伸志：エンコーディングモデルを用いた視覚情報処理研究：情報表現，予測，デコーディング，日本神経回路学会誌，19：39-49, 2012

Profile

西本伸志（Shinji Nishimoto）

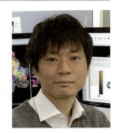

2000年，大阪大学基礎工学部飛び級中退．'05年，大阪大学大学院基礎工学研究科修了．博士（理学）．カリフォルニア大学バークレー校ヘレン・ウイルス神経科学研究所研究員を経て，'13年より国立研究開発法人情報通信研究機構脳情報通信融合研究センター（CiNet）主任研究員（現職）．大阪大学大学院医学系研究科招へい教授等を兼任．脳神経活動の定量モデル構築と解読に関する研究に従事．

AI応用のいま

機械の目で形態を"見る"
ゴーストサイトメトリー

太田禎生
(科学技術振興機構さきがけ／東京大学客員研究員／シンクサイト株式会社)

大量の細胞形態を一つひとつ，万細胞毎秒のスピードで計測し，解析し，目的細胞を選択的に分取したいというニーズは大きい．高速に大量の形態情報を扱うためには，計測ハード・解析ソフトの両課題を解決する必要がある．われわれは，機械学習モデルに「画像を見ずに形態を見る」作業を委ねることにより，両課題を一挙にシンプルに解決した．

近年の研究により，細胞社会は想像を超えて多様であることが明らかにされてきた．大量の細胞を一つひとつ，多角的に評価する必要性は高まるばかりである．光計測解析技術は非破壊なプライマリー細胞評価法として欠かせないが，1細胞当たりの情報量と計測・処理スループットを両立させるのは容易ではない．例えばフローサイトメトリー（flow cytometry：FC）は高速に大量の1細胞を計測できる技術である．しかし，FCが計測できるのは散乱光・蛍光の総量であり，得られる細胞毎の情報量は限られている．一方の光学顕微鏡は，生命プロセスが顕れる形態や分子局在情報の含まれる画像を撮れるものの，スループットは低い．例えば，細胞1,000,000個の核形状を数分以内に見て，迅速にがん細胞を取り分けたいとしよう．現状では，FCで核等の形態情報をつぶさに計測するのは難しいし，顕微鏡では計測にも解析にも時間がかかり過ぎる．そこで本研究は，FCのスピード（万細胞毎秒）で，蛍光形態情報を計測・解析できるプラットホーム実現をめざしてはじまった．

アイデア・コンセプト

さて計測・解析技術一般に，計測情報とスループットが同時に伸びると単位時間に発生する情報量は爆発して，解析側への負担が増える．そのため大量細胞の形態計測情報を迅速に活かすためには，高速条件下での大量データ処理という計測・解析技術の表裏一体課題を同時に解決しなくてはならない．FC分野においてこの問題は，蛍光画像セルソーターの永き不在として顕れてきた．と言うのも，蛍光画像セルソーターを実現するためには，①高感度，多色，高速，連続撮影を行える蛍光イメージングと，②爆発的に発生する細胞画像データをリアルタイム処理して細胞分取を実現する情報解析，という両難問を同時に解決しなければならない．別々の問題と捉えてお金を山ほどかければ，とも思うが本意でない．そこでわれわれは，イメージングや画像解析の従来個別概念をいったん忘れ，形態データを活かす一点にかけて再考した．その結果，人の介在を諦め，機械学習に委ねて，「画像を見ずに形態を見る」という発想にたどり着き，①②をシンプルに一

Keyword
光細胞解析，イメージング，フローサイトメトリー，機械学習，圧縮センシング

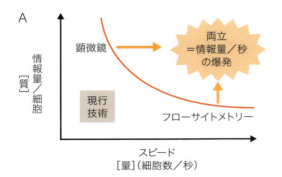

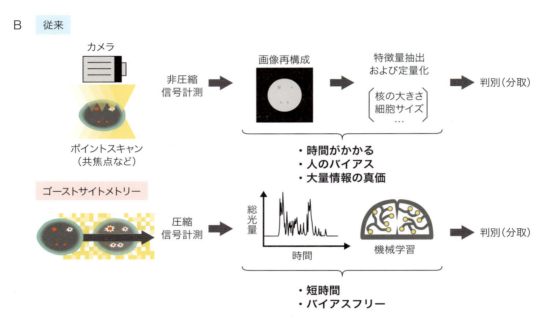

図1　AI×光1細胞計測

A) 光細胞計測における「質」と「量」の両立による情報量の爆発. B) 人の介在を諦めることにより高速に多次元データを活かす機械学習駆動型ゴーストサイトメトリー. 高速大量1細胞解析における質（情報量／細胞）と量（細胞数／秒）が両立すると細胞情報量は爆発する. 従来手法では，計測信号はまず画像に再構成され，画像に対して人が特徴量を抽出・定量化し，形態判別が行われてきたが，大量細胞形態情報の真価を活かしきれるかは疑問である. 特に，リアルタイムに情報処理をして細胞分取を行うには，時間がかかりすぎる. そのため，本手法では，高速高感度な形態計測法を開発し，計測信号から画像再構成せずに直接機械学習判別することにより，「画像を見ずに形態を見て」この問題を解決した.

挙解決できた. 具体的には，細胞の「動き」を利用することで細胞形態情報を高速計測し，計測信号に対して直接（画像再構築せずに）機械学習による形態判別を実行した（図1）. 対象を見ずに，対象をイメージングする1画素撮影技術がゴーストイメージングとよばれているのにちなんで，画像を見ずに形態判別を行う本技術を，ゴーストサイトメトリー（ghost cytometry：GC）と名付けた. 本研究は，モニター上の「二次元画像」というデータ形式に対して人が与える判断にどこまでの意義があるのか，という着眼に発している. 今後の科学技術にデータ駆動の考え方が進むなかで，一つの新しい提案と実証と捉えていただきたい.

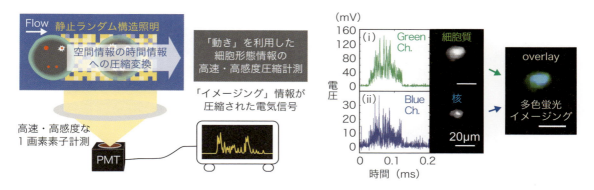

図2 動的ゴーストイメージング
圧縮センシングに基づいて設計された既知静止ランダム構造照明のなかを細胞が通り抜けることにより，対象の空間情報は時間情報に圧縮変換され，高速高感度1画素素子により検出される．そして光構造情報は既知であるため，時間波形から計算機的に画像を再構築できる．ランダム構造が光学系に入っているだけで実現できるシンプルさゆえ，多色蛍光イメージングも容易である．

動的ゴーストイメージング

機械学習が駆動するGCにおいて求められるのは，信号形状やドメインにかかわらず，判別に必要な形態情報を高速取得できる計測技術である．GMI (ghost motion imaging) 法は，物体の動きを利用した圧縮センシングにより，これを実現した．GMI/GCでは，一般的に使われているアレイ型の低速な高感度カメラは用いずに，高速・高感度な1画素素子により信号計測する．そして圧縮センシング※に基づいて設計された既知静止ランダム構造照明のなかを細胞が通り抜けることにより，対象の空間情報は時間情報に圧縮変換され，同素子が検出する．もう少し噛み砕いて説明すると，細胞の動きとともに，構造照明光と細胞の重なっている部分が変化していき，重なりの総量の時間変化を計測する．光構造情報は既知であるため，時間波形から計算機的に画像を再構築できる．ランダム構造が光学系に入っているだけで実現できるシンプルさゆえ，

多色化も容易である（図2）．知る限りでは，万細胞毎秒で多色蛍光イメージングできる初の論文報告なのだが，それより大切なのは時間波形が画像再構成に十分な情報を含んでいるという事実である．

ゴーストサイトメトリー

GCでは，GMIで万細胞毎秒のスピードで高速圧縮計測された時間波形信号を，機械学習モデルを用いて直接高速判別する．時間波形を見てもわれわれ人には何も判別できないが，機械であれば波形に書き込まれた細胞形態情報を判別できるのがポイントだ．画像再構成プロセスをスキップできるだけでなく時間波形は圧縮されているため，計算機への要求は格段に下がり，低コスト・高速化が容易となり，画像再構成に伴うノイズやバイアスも回避される．FPGA (field programmable gate array) 等の高速処理回路に実装することで，細胞分取に必要な高速リアルタイム処理が実現できる．さて，機械学習による細胞形態判別力の検証に際しては，サイズが同様で，染色も細胞質に対して同様に施した，形態の似たがん細胞2種を用意した．まず細胞種ごとに流路に流し，時間波形を計測してラベル付け（細胞種の名前を紐付け）し，機械学習分類器を計算機内で生成した．次に，異細胞種を前もって混ぜ合わせ，流路を流して信号計測を行い，先

※ 圧縮センシング
圧縮センシングとは，観測対象データが，ある表現空間では「スパース（疎）」であると仮定することにより，ナイキストシャノンの定理で必要とされるサンプリング数よりも少ない計測データから，対象を復元する情報処理手法．本法では，光構造の流れ方向幅を縮小するのに用いられている．

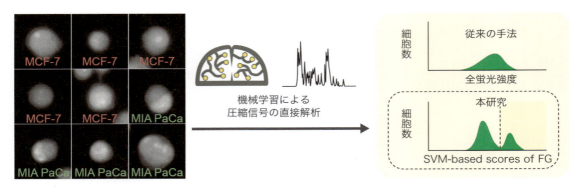

図3　ゴーストサイトメトリー
高速圧縮計測された時間波形信号を，機械学習モデルを用いて直接高速判別する．画像再構成プロセスをスキップし，時間波形は圧縮されているため，計算機への要求は格段に下がり，低コスト・高速化が容易となり，画像再構成に伴うノイズやバイアスも回避される．従来FCと同様に，蛍光や散乱の総量を計測しても，ヒストグラムでは1つの山しか現れず分類できないが，時間波形に対して機械学習モデルを適用すると，スコア関数のヒストグラムは2山にわかれる（つまり形態分類できる）．

の判別器で細胞種を分類した．図3に結果を示す．従来FCと同様に，蛍光や散乱の総量を計測しても，ヒストグラムでは1つの山しか現れず，分類できない．しかし，時間波形に対して機械学習モデルを適用すると，スコア関数のヒストグラムは2山にわかれる（つまり形態分類できる）．片方の細胞種の核を別色で染色し，機械学習分類の答え合わせを数万細胞に対して行ったところ，AUC（area under the receiver operating curve）指標で0.95という高い精度での判別が達成された．血液細胞中のがん細胞も高速検出できている．画像を捨て，形態を賢く捉えて判別を機械に委ねることにより，スピードも情報量もその処理も，一挙に両立する形態認識FCが実現されたということである．なお本検証においては，教師有り機械学習のうち，SVM（support vector machine）が用いられた．SVMに限らず，深層学習や，教師無し機械学習を含む多様なモデルが適用でき（つまり評価軸はモデルの数だけ多角化する），発展著しいデータ科学の充実とともに可能性は広がっていくと考えられる．

関連研究の動向

高速イメージングFC分野の応用開発は活発化している．特に米国西海岸とボストンでの進展が著しい．UCLAの研究室が蛍光（fluorescence imaging using radiofrequency-tagged emission：FIRE）[1]や明視野（serial time-encoded amplified microscopy：STEAM）[2]の一連の高速イメージング技術を開発し，イメージングFC応用を図っている．撮りためた画像群に対して，深層学習などの機械学習手法を適用してがん細胞の検出に利用を試みる[3]等，応用開発を進めている．UCSDのグループも，ややスループットは落ちるがセルソーターを含む蛍光イメージングFC[4]開発に取り組んでいる．いずれも，スタートアップ企業が立ち上がって開発を進めている．一方のボストン勢はBroad Instituteにおいて，既存のイメージングFCを用いて撮りためた画像群に対して，やはり深層学習などを適用し，大量細胞形態情報から解析や細胞診断に向かって研究を進めている[5]．国内でも前述研究を追う報告がなされている．目覚ましいスピードで研究が進む当分野だが，いったん撮り貯めた画像に対して機械学習など解析を施す枠組みのなかにある．一方われわれは，計測ハード部に機械学習をもち込むことにより，リアルタイム化やロボット化，細胞分取とその応用の進展を推し進めることで，細胞形態の情報をより広い価値に結びつけようとしている．

おわりに

個人的な想いでもあるが，人の介在を諦めて目標を

達成する「画像を見ずに形態を見る」ような発想が，他技術分野にも広がることを期待したい．どこまでを人が判断し，どこから機械に委ねるのか，解析だけでなく計測にまで機械学習を導入するのか，組合わせしだいで可能性は大きく広がっていると考えている．なおわれわれは本技術の実用化と，未知細胞発見や形態診断といった応用開発に邁進しており，共同研究を広く開始している．興味があればご連絡いただきたい．

文献

1) Diebold ED, et al：Nat Photonics, 7：806-810, 2013
2) Goda K, et al：Nature, 458：1145-1149, 2009
3) Chen CL, et al：Sci Rep, 6：21471, 2016
4) Blasi T, et al：Nat Commun, 7：10256, 2016
5) Han Y, et al：Lab Chip, 16：4639-4647, 2016

Profile

太田禎生（Sadao Ota）

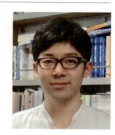

東京大学工学部卒業後，同大学院修士課程に進学し，中退．竹内昌治研にて，マイクロ流路を用いた脂質膜生成法を開発．米国カリフォルニア大学バークレー校大学院に進学し，Xiang Zhang研にて光工学技術を開発．博士号取得後，'14～'15年東京大学大学院理学系研究科助教，'14年より科学技術振興機構さきがけ研究者，東京大学大学院工学系研究科野地博行研にて客員研究員，'16年にシンクサイト㈱創業．今の研究はイメージングの向こう側を創ること．光，流体，機械，バイオ，ソフトマター・生物物理，画像情報処理など，幅ひろい工学・物理を融合して生命科学・医療を変える研究を模索中．

AI応用のいま

創薬とAIの良好な関係

種石　慶 [1]，岩田浩明 [2]，小島諒介 [2]，奥野恭史 [2]
（理化学研究所科学技術ハブ推進本部 [1] ／京都大学大学院医学研究科 [2]）

AI技術の進展により，創薬・医療応用は実用化の段階を迎えている．実用化の障壁となる要素技術と創薬・臨床現場のギャップを埋めるべく，アカデミアが媒介となってライフサイエンスとITの異業種からなるコンソーシアムを形成し，創薬AIの共同開発を開始した．創薬分野はAI応用に適しており，今後も多様なアプローチによる成功が期待される．

　深層学習（ディープラーニング）技術の発展に伴い，AI技術がさまざまな分野において新たな可能性を示している．ライフサイエンス分野においても創薬スクリーニングでのstate-of-the-art（最高水準）の獲得にはじまり，近年では文献ベースによるIBM Watsonのがん治療法のアシストや，画像認識による皮膚がんや肺がんの病理診断などで注目を集めている．しかしながら，他分野に比べライフサイエンス分野でのAI活用はいまだ限定されたテーマに留まっており，実際の創薬・医療現場において広く実用されているとは言い難い．ここにはAI技術開発がIT企業や情報系のアカデミアを主体として行われており，製薬・化学・食品・医療・ヘルスケアなど，多岐にわたるライフサイエンス企業の現場でのニーズを十分に汲みとれていないという現状がある．

ライフサイエンスとITによるコンソーシアムの形成

　このような状況を打開するため，ライフサイエンス

企業のニーズとIT企業のAI技術を結び付け，この分野におけるAI技術を開発・活用するためのコンソーシアム LINC（Life Intelligence Consortium）を2016年11月に起ち上げた．このコンソーシアムにおいて，IT企業はライフサイエンス分野においてAI開発が直面している本質的な問題を共有し，創薬・医療現場へその応用範囲を広げることにとり組むとともに，ライフサイエンス企業はニーズに即したAI技術の実現可能性を検証し，業界全体として国際競争力の向上を目指すものである．現場のニーズに沿った研究開発を行うため，開発テーマ等の骨子はライフサイエンス企業から提案し，それに対してIT企業が保有技術などを参考に実現性を考慮して肉付けを行うという手順でプロジェクト計画を進めた結果，LINCコンソーシアムで扱うテーマは医療・創薬を中心に多岐に及ぶものとなった．医療においては予後予測・患者層別化といった臨床統計の精密化にかかわるものから，先制医療・ゲノム医療や最適な治療計画などの個別化・先進医療応用，さらには基礎研究を臨床現場へつなげるトランスレーショナルリサーチなど，幅広いステージがターゲットとなっ

Keyword

ドラッグスクリーニング，深層学習，LINC，CGBVS，バーチャルスクリーニング

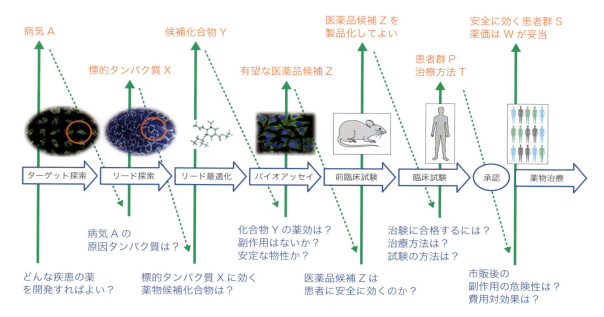

図1　LINCコンソーシアムが目指す創薬AI
創薬の過程は多くのステージに分かれており，そのステージごとにAI応用の対象となる課題があると考えられる．LINCでは参加ライフサイエンス企業から提出されたテーマを10グループに大別し，それらのテーマが最終的に図のような1つのパイプラインとして機能するよう，AIが学習の基礎とする知識のデータベース整備を行いながら，創薬の上流から下流までのステージで研究開発を行っている．

た．創薬においても同様で，分子シミュレーションやディープラーニングによる薬候補の探索をはじめとして，対象疾患の絞り込みや処方の最適設計などの精密化，ロボットによる製剤プロセスの自動化，市販後の営業支援やメディカルアフェアーズ※1といった側面までをターゲットとしている．これらの開発テーマは2017年6月時点で29のプロジェクト計画に起案され，7月以降に共同開発がスタートする見込みである．LINCは設立以来，現在までにライフサイエンス企業約40社とIT企業約20社，および7つの教育・研究機関が参画しているが，これほど多くのライフサイエンス，IT企業の関心を惹き付けた土壌には，冒頭にあげたライフサイエンスにおけるAI技術の成功例があった．図1に，LINCコンソーシアムが目指すAIを利用した創薬の全体の流れを示す．

創薬とAIの良好な関係

医薬品開発における困難はさまざまだが，創薬の初期ステージでヒット化合物を探索するにあたり，最も問題となるのは探索空間がきわめて広大なことである．分子構造のバリエーションは理論上10^{60}を超える組合わせがあり，さらに化合物が結合する標的側においても，最も代表的な標的であるタンパク質に限定しても10万通り以上のバリエーションが存在する．スクリーニングの探索空間としてはさらに化合物とタンパク質の組合わせを考える必要があり（図2），実験はもちろん，創薬計算でもすべてを網羅することは現実的でない．このような膨大な探索空間から最良の化合物とタンパク質の組合わせを効率的に探索するには，機械学

※1　メディカルアフェアーズ
治験などの新薬審査や特に市販後の医薬品の使用法，効能，安全性（有害事象）などは，臨床研究の対象となる．メディカルアフェアーズはこれらの臨床研究に関わる学術的（ときにマーケティングにも及ぶ）評価を専らとする．LINCコンソーシアムでは有害事象，製品Q&A，アウトカムリサーチ等をメディカルアフェアーズにかかわるテーマとして扱っている．

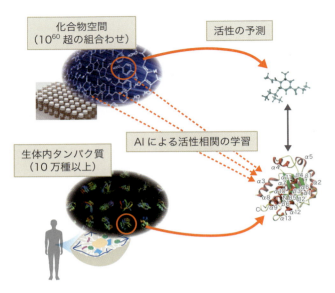

図2　AIによるバーチャルスクリーニング
10^{60}の広さを持つ化合物空間から，標的となるタンパク質により高い活性を持つ化合物を選択することは，計算量の問題から現実的でない．生体内タンパク質との組み合わせを考えればなおさら困難である．そこで過去のバイオアッセイ実験のデータを有効活用し，AIによる活性相関の学習を行うことで，広大な化合物空間から効率的に候補化合物を選択するのがバーチャルスクリーニングの発想である．

習，特に深層学習のように高度な手法が必要とされる．これまでもヒット化合物を予測する手法として多くの機械学習法が適用されてきたが，2012年に大手製薬企業であるMerck社が開催したKaggle[※2]のコンペティションで，HintonらのグループがマルチタスクDeep Neural Networkを用いた深層学習手法で優勝を獲得して以来[1)2)]，深層学習による応用が急速に進んでいる[3)]．

創薬計算において深層学習手法が有効である理由として，十分な学習データの存在とそれを支える計算機性能の向上の2点をあげることができる．学習データとして，例えば創薬計算のための重要なデータベースの1つであるPubChem[4)]は，大学や研究所から提供されたバイオアッセイの結果が蓄積されており，登録されている化合物数は約1億，アッセイタイプは約120万，登録されている実験結果は2億以上に達する[5)]．一方，計算機においては，GPUやマルチコアCPUを利用した並列計算技術の向上により，これまで多大な計算時間を要していた大規模学習を実用的な水準の計算時間で実行できるようになった．特にライフサイエンス分野におけるデータベースの充実は，深層学習が前提とする大量の学習データという条件を満たし，創薬計算への応用にきわめて有用であった．

バーチャルスクリーニングによる例証

深層学習を用いたバーチャルスクリーニングの問題設定として，既知のタンパク質と化合物の相互作用情報を学習し，未知の化合物と標的タンパク質に対して，

※2　Kaggle
データサイエンティストのためのコミュニティサイトであり，企業がスポンサーとなってデータセットと評価基準を提出し，参加者がその最高評価（最適な予測モデル等）を競うプラットフォームとして有名である．創薬分野ではMerck社が提出したQSARに最適な統計モデルを求めるMerck Molecular Activity Challenge等があり，深層学習の初期の創薬応用として知られている．他に文献中の遺伝子変異を分類する最適な自然言語処理モデル等，広くライフサイエンスに関連した課題がある．

相互作用の有無を2クラスで判別する問題があげられる（CGBVS法）．まず，化合物とタンパク質の相互作用を示すラベルは，IC50等の活性値に対して閾値を設定し，その結果から正例と負例を割り当てる．次に化合物とタンパク質それぞれの情報を入力データとするため，特徴量への変換を行う．例として化合物では，高い予測パフォーマンスを示す記述子の1つであるECFP[6]を用いたベクトル表現があげられる．これは化学構造の各頂点から隣接する頂点までの部分構造を，与えられた範囲のすべての経路で列挙し，部分構造の有無をベクトル化およびハッシュ化した記述子ベクトルである．これまでは化学構造から導出される構造的特徴や物性をあらわす記述子が利用されてきたが，深層学習の有効性が示されるとともに，ECFPやグラフ畳み込みなど，よりプリミティブな化合物表現が求められるようになっている．タンパク質側についても同様に特徴量ベクトルへの変換を行い，ここではその直和を相互作用ベクトルと定義する．

現在のところ創薬スクリーニングのモデルではあまり深い隠れ層※3を必要とせず，学習技法としてはHintonらが高精度を達成したマルチタスク学習やdropoutがよく利用される．ここでマルチタスク学習とは，学習の対象となるデータにおいてラベルが複数のタスク（例えばアッセイの種類）から構成されているときに，タスク間で隠れ層の一部を共有する技法であり，バイオアッセイを学習データとする問題設定に非常に適している．各アッセイのデータ規模が小さい場合でも，複数のタスクで学習することでビッグデータの恩恵を受けることができ，予測モデルの補強を可能としている．

おわりに

本稿では創薬の初期ステージであるバーチャルスクリーニングへの応用を述べたが，創薬とAIとの良好な関係はこの例に留まらない．LINCコンソーシアムの開発テーマとして挙げられたように，まだ多くの未開拓のアプローチが考えられ，今後の開発に大きな期待が抱かれている．ライフサイエンス企業が提案する新たなチャレンジの数々と，AI技術の急速な発展に伴う問題解決手法の拡大は，今後も創薬分野におけるAI技術の応用を一段と強く推し進めていくものと思われる．

文献

1) Markoff J : Scientists see promise in deep-learning programs. New York Times, 2012
2) Dahl GE, et al : arXiv:1406.1231, 2014
3) Gawehn E, et al : Mol Inform, 35 : 3–14, 2016
4) Kim S, et al : Nucleic Acids Res, 44 : D1202–D1213, 2016
5) Wang Y, et al : Nucleic Acids Res, 45 : D955–D963, 2017
6) Rogers D & Hahn M : J Chem Inf Model, 50 : 742–754, 2010

※3　隠れ層
深層学習の大きな特徴は，ニューラルネットワークにおいて入力層と出力層の間に，学習の重みを表現する層を複数もつことである．深層（deep）の由来であり，ときに100層を超えるこの中間層のことを，入力と出力の間で外部から見えないことから隠れ層（hidden layer）とよぶ．中間層の追加は，過学習や勾配消失の問題から従来ニューラルネットワークでは有効と考えられていなかったが，事前学習やドロップアウトなどの手法により，深い層をもつニューラルネットワークにおいても学習を進めることが可能となった．

Profile

種石　慶（Kei Taneishi）

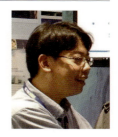

理化学研究所．現在の専門は機械学習・可視化等データサイエンス手法による創薬・医療応用．本稿でとり上げた手法の実装例はhttps://github.com/ktaneishiで公開している．
E-mail : kei.taneishi@riken.jp

AI・ロボットコミュニティレポート

生命情報科学若手の会

河野暢明[1]，**大上雅史**[2]，**黒木 健**[3]，**堀之内貴明**[4]
（慶應義塾大学先端生命科学研究所[1]／東京工業大学情報理工学院[2]／東京大学大学院理学系研究科[3]／
理化学研究所生命システム研究センター[4]）

若手研究者とはこれまでの枠に捕らわれず，さまざまな可能性を模索しながら新しい世界を切り開くまさにフロンティアである．生命情報科学は方法論の一分野であり，その対象は非常に流動的かつ多様である．そしてこうした領域こそ異分野との交流や融合の場となり，『若手の会』に絶好の状況を提供することができるだろう．本稿では，そうした背景のもと2009年に設立された生命情報科学若手の会に関して，これまでの取り組みや新しい研究会を目指した挑戦について紹介する．

会の概要

生命情報科学若手の会（http://bioinfowakate.org）は，情報学的視点から新しい生命現象の見方を探求する若手研究者の交流を推進することを目的として2009年2月に設立された．およそ80人規模の年会を毎年開催し，2017年10月6〜8日には愛知県蒲郡市西浦温泉ホテルたつきにて第9回大会が開催された．およそ10年の歩みのなかで生命情報科学をとり巻く環境は大きく変わりつつあり，新型シークエンサーやイメージング技術，そして大規模なモデリングやデータマイニングなどさまざまな情報学的視点が台頭してきた．こうした技術革新により，生物学のいかなる分野も情報科学を抜きには語れない時代となってきた．この動きは，それまで個別に行われて来た各分野が，目的を交差させたまま手法や技術を介して結びつき，ポストゲノムの台頭に導引されるように学際的融合を果たし，新たな学術分野へと洗練されつつある．研究分野が多様であるにもかかわらず情報学的視点という一つの土台のうえで議論できること，そしてスケールや対象は違えど，生物の多様性を大量のデータから観察できることは，生命情報科学ならではの強みである．

生命情報科学若手の会は，その名前にこそ「若手」の名を冠しているが，こうした理論に基づき，まさに時代の，分野の開拓者達の集まりをめざしている．若手という単語を「初心者」や「入門」といったセミプロにあまんじるための免罪符としてではなく，新たなパラ

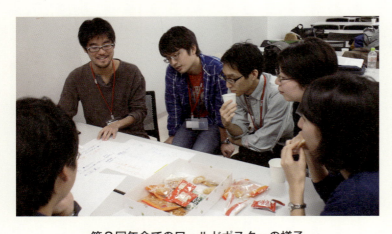

第8回年会でのワールドポスターの様子

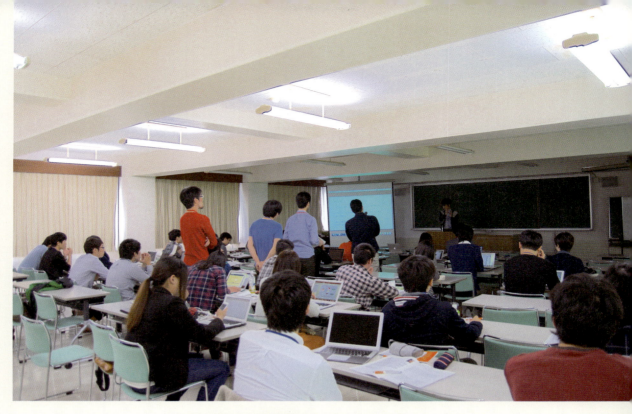

第8回年会での口頭発表セッションの様子

ダイムを切り開く現場にいる先駆者として意識し，自身の研究成果披露にこだわらず，本研究会の活気あふれる交流のなかから新たなパラダイムシフト形成に寄与する場となることが期待されている．

生命情報科学の役割

　生命情報科学という分野は，そもそもが生命科学の理解を促進するために立ち上がった分野であるが，その発展の背後には実験技術や計算機・IT技術の革新がいくつもあったことは生命情報科学を語るうえで欠かせない．日本バイオインフォマティクス学会が立ち上がった1999年頃，ちょうど億単位の塩基配列であるヒトゲノム解読の真っ只中であるが，ギガバイト級のデータを扱う術を特定の人間以外はもっていなかったような時代である．しかしながら，並列計算分野の研究者と生命科学の研究者がタッグを組み，地球シミュレータ（2002年）に代表されるスーパーコンピューターや，PCクラスタなどの計算機が駆使され，また情報科学者によって新しい解析アルゴリズムや統計データ解析手法が次々と開発されて，大量の生命データを扱う基盤が整っていった．実験を主軸とする研究者と計算機を主軸とする研究者の協力関係が成せる技であった．

　現在用いられている各種生命科学向けツールのうち，例えばゲノムワイドにRNA二次構造を計算するParasoR[1]，大量のメタゲノム配列の相同性検索を行うGHOSTZ[2]，複数因子の統計的有意性を高速に計算するLAMP[3]などは，背後に高度な情報技術，アルゴリズム，並列計算技法を有しているものである．特筆すべきは，これらはいずれも論文として発表される前に，生命情報科学若手の会の研究会で発表・議論されてきた成果であるという点である．生命情報科学という分野の発展の一端に，プロとして分野を切り拓く生命情報科学若手の会の貢献が確実に存在する．

活動内容

　本会では学生から若手研究者まで幅広い参加者が，研究からキャリアパスの話題に至るまでの活発な討論を繰り広げている．また研究活動の軸を今は生命情報科学においていなくとも，エキサイティ

ングなアイデアを持ってこれから足を踏み入れようと考える意欲に溢れる方々の参加も増えてきている．年会の開催場所はさまざまで，東京，兵庫，山形，北海道，そして愛知と全国各地で展開してきた．生命情報科学そのものが境界の定まっていない側面をもつ分野であることから，参加者の専門分野も幅広く，数理的モデルの研究，アルゴリズムや統計的手法の設計などから，オミクス解析など実験データに解析手法を適用した研究，近年注目されているメタゲノム解析まで多種多様である．農学や水産などの応用的視点に立脚した研究発表もあり，研究分野と目的の両面で「多様性に富んだ」研究会となっている．参加者層は大学院生が多くを占めるほか，学部学生，若手研究員や教員，また企業からの参加者もみられる．立場や専門性は多少異なれどもフラットな雰囲気の会になっており，懇親会でも深夜まで熱い議論が繰り広げられている．

このように研究対象からバックグラウンド，立場に至るまで，高い多様性を備えた研究会であるため，当研究会ではさまざまな「交流促進」をめざした企画を実施してきた．まず参加者同士の顔が見える会とするため，すべての参加者が口頭発表あるいはライトニングトークを行う制度をとっている．また卓上での議論を加熱させるために「ワールドカフェ」「ワールドポスター」企画を実施している．ざっくばらんに意見交換のできるセッションを「ワールドカフェ」と呼称し，テーマごとにテーブルを囲んだフラットなディスカッション形式で，実験，解析など日々の研究に活かせるノウハウの共有や，研究者としてのキャリア構築，また研究分野の未来など，若手研究者にとっての関心事について活発な議論が飛び交う場を企画している．また「ワールドポスター」企画では，従来のポスター発表で用いるA0判のポスターではなく，A3判手持ちサイズのポスターを用いてテーブル上でグループごとにプレゼンテーションを行い，距離感の近いディスカッションを実現している．さらに会期中にはTwitterも活用して交流の促進を図っており，ハッシュタグ #bioinfowakate で参加者がめいめい会場の様子や感想を共有しているほか，閉会後

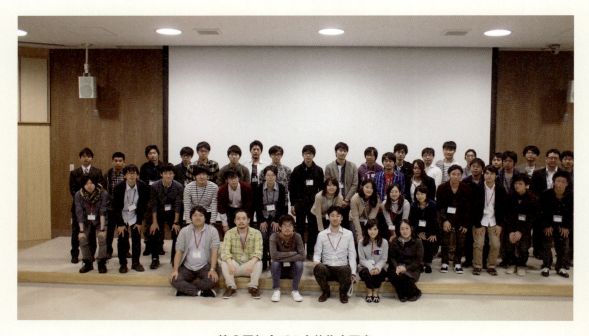

第8回年会での全体集合写真

も続く若手研究者の輪を生み出している．招待講演にもさまざまな分野から新進気鋭の研究者を招聘している．分子，細胞レベルでの生命現象の理解にデータ解析やシミュレーションを活用した研究から，合成生物学やAI技術によって生命そのものの意味を問い直す研究までさまざまな角度から議論され，質疑応答のマイクに並ぶ列が絶えない白熱したセッションとなっている．

さらに「多様性に富んだ」研究会としての活動は年会のみならず，セミナーやサイエンスバーなどの企画も実施している．他団体との合同シンポジウムとしては「よりよい共同研究研究会」を分子生物学会サテライトシンポジウムで生化学若い研究者の会と，「生命情報ツールのマッシュアップ 開発者とユーザの視点から」と題したライフサイエンスバーをオープンバイオ研究会と，さらに「これからの生命科学を考える」と称した合同シンポジウムを定量生物学の会などの団体と実施してきた．また当会の派生として，当時生命科学分野に革命を起こしたいわゆる次世代シークエンサー（NGS）をテーマとした新しい研究コミュニティを立ち上げ，現在では850名を超える参加者を集めるようになった．このように，当会は参加者同士や組織・分野間をつなぐことで，生命科学分野のフロンティアとしての活動を続けてきた．

今後の展望

科学技術の発展に伴い，生命科学分野にはさまざまな実験手法や分析技術がとり入れられてきたが，そうした技術の研究者による運用のされ方の推移にはライフサイクルが存在する．例えば技術の黎明期においては実験技術そのものや，あるいは得られるデータの扱い方が成熟しておらず，先進的な利用者によるさまざまな試行錯誤や情報共有がなされる．そうした努力により参入の敷居が低下することにより広く利用されるようになる成熟期を迎えることになる．昨今の分析技術の革新やコンピューターの演算能力の飛躍的向上に伴い，研究者が扱うデータの質や量は爆発的に増加しており，高い水準のデータマイニング技術が要求される．そしてこうした時代にこそ，分野開拓者の交流機会からまた新たな分野開拓が行われる．当会においてもここ数年で機械学習をとり入れた研究や自動化装置を用いた研究についての発表が散見されるようになってきている．このように常に先端分野と歩んできた生命情報科学が学際的交流を牽引するにふさわしく，若手の会参加者達こそがそのフロンティアとして活動を進めて行きたいと願う．

文献

1) Kawaguchi R & Kiryu H：BMC Bioinformatics, 17：203, 2016
2) Suzuki S, et al：Bioinformatics, 31：1183-1190, 2015
3) Terada A, et al：Proc Natl Acad Sci U S A, 110：12996-13001, 2013

Profile

河野暢明（Nobuaki Kono）

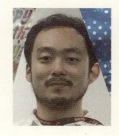

2008年慶應義塾大学環境情報学部卒業，'12年同大学院博士課程修了．博士（学術）．学術振興会特別研究員（DC1, PD），同大学先端生命科学研究所研究員などを経て，'15年より同研究所特任助教．ソフトウェア開発やシミュレーションによる生命情報科学から分子生物学実験による合成生物学を専門とし，生命情報のメディアであるゲノムを軸にしたデザインアプローチによる進化の歴史における生命の生存戦略理解を目指している．

AI応用のいま

人工知能のパワードスーツを着た医師達の登場

宮野 悟
(東京大学医科学研究所ヒトゲノム解析センター)

東京大学医科学研究所におけるがんの臨床シークエンス研究システムでは，現在，造血器腫瘍の場合，同意取得，全エクソームシークエンス，データ解析，解釈・翻訳，そして医師から患者さんにフィードバックする過程が最短で約5日で実現している．スーパーコンピューターと人工知能がそのシステムを駆動し医師や研究者の能力を増強している．

人工知能（AI）の保健医療分野での活用は，ゲノム医療，画像診断支援，診断・治療支援（検査・疾病管理・疾病予防も含む），医薬品開発，介護・認知症，手術支援などさまざまな領域で大きな期待が寄せられている．よく知られていることだが，AIは適切なデータで学習しなければ全く"無能"な存在である．また学習するデータは自然言語から数値データまで多様であり，AIを活用する肝は，データを継続的に収集していくプラットフォームの有無であり，おそらく日本が弱い部分かもしれない．

一方，米国で開始されたPrecision Medicine Initiativeのプロジェクト"All of US"[1]は100万人以上の参加によりデータを集める画期的な国家プロジェクトであろう．わが国でも，2017年6月27日に厚労省の保健医療分野におけるAI活用推進懇談会報告書[2]がとりまとめられ，保健医療等においてAI技術を導入できる領域を明確にしつつ，その開発推進のために必要な対応およびサービス等の質・安全性確保のために必要な対応等を検討している．さらに，がんゲノム医療推進コンソーシアム懇談会報告書[3]では，「国民参加型がん

ゲノム医療の構築に向けて」急ピッチでがんゲノム医療の社会実装をすることが提言された．税金に頼らないシステムの構築が鍵であり，クラウドファンディングを使うことも議論されている．

ヒトゲノム計画終了後の世界の進展

2003年にヒトゲノムのおおよその全貌が明らかにされ，日本ではいわゆるヒトゲノム計画は「終わった」ように言われた．たしかに，生物としての「ヒトゲノム」は明らかになったのかもしれない．しかし，米国NIHは2004年からヒトゲノムを1000ドルで解読するための技術開発に研究費を付けはじめ，個別化ゲノム医療へのビジョンが示された．そして2014年にはイルミナ社が超高速シークエンサーHiSeq X Tenを市場に出すに至って1000ドルゲノムが達成された．2007年には国際HapMap計画の成果として，サイエンス誌が"Breakthrough of the Year"として「ヒトの遺伝的多様性の解明」（Human Genetic Variation）を発表した．国際HapMap計画では，中村祐輔教授（現，シ

Keyword

自然言語処理，機械学習，がん，臨床シークエンス，IBM Watson for Genomics

あなたのラボにAI（人工知能）×ロボットがやってくる

カゴ大学教授）ら理化学研究所のチームが1機関としては最大の貢献をした．また，2003年からはじまった「オーダーメイド医療実現化プロジェクト」のなかでバイオバンク・ジャパンが構築され，現在26万人のDNAと血清が疾患情報とともに収集され，フォローアップが行われている．米国では2005年にTCGA（The Cancer Genome Atlas）プロジェクトが開始され，その成果データは世界中で活用されている．また2008年には国際がんゲノムコンソーシアムが開始され，本稿の執筆時点で89のプロジェクトが参加している．

こうしたなか，米国ウィスコンシン医科大学で2009年に行われた全エクソーム解析に基づく臨床シークエンスの成功例があった．これは原因不明の腸の炎症に苦しみ，100回をこえる手術で生き延びていた4歳の男児Nicholas Volker君に対して，全遺伝子のシークエンスを初期の高速シークエンサー454で実施し，約2万の変異候補から数カ月かかってその原因が遺伝子 *XIAP* の変異であることを見出した．これは稀な血液疾患で知られている疾患で，造血幹細胞移植が治療法としてあった．そして臍帯血移植が行われNicholas Volker君は元気になったという．この話は地方紙であるMilwaukee Wisconsin Journal Sentinelでレポートされ，2011年にピュリッツァー賞を受けている．また，米国NIH所長のFrancis Collins博士は2011年5月に行われた議会における2012年度予算要求演説の中で「NIHの何年にもわたるゲノムシークエンス，そしてシークエンスのためのテクノロジーへの投資により，私たちは『個別化ゲノム医療』への敷居のところまでやってきました．若いニック・ヴォルカー君はその敷居を越えた一握りの人の一人ですが，これはNIHが多年にわたって研究開発を支援し実施してきたから実現したのです（筆者による和訳）」と結んでいる．2011年からNIHはGenomic Medicine Meeting[4]を開催し，世界と連携してその実装をはじめた[5]．

しかし，AI技術の活用については2013年にMemorial Sloan–Kettering CancerセンターやMayo ClinicなどがIBM Watsonの活用を発表するまでは触れられることはなかった．

なぜ人工知能システムを 導入しなければならないのか

2016年の時点で米NIHのデータベースPubMedに登録されている論文は2,600万報になっている．PubMedは論文要旨を載せているが，研究者は日々，このデータベースの検索にいそしんでいる．もとの論文はほぼ電子化されている．この論文を印刷して積み重ねると4,000 mを超え，2050年には100 kmに達するという．がんの変異データベースCOSMICでは500万ほどの変異情報が25,000ほどの論文に紐づけられ，増加し続けている．薬の治験情報も米国では一カ所に集められ読むことができる．薬などの特許件数は1,500万を超え，生命分子のメカニズムを記述したパスウェイデータベースも巨大である．患者さんのがんの病態をがんのゲノムの変異からとらえるだけでも，こうしたデータベースを血眼になって調べる必要がある．しかし，それももう限界である．人知を超えた世界にわれわれは投げ込まれているといってもよいだろう．一方，自然言語処理や機械学習の機能をもったAIシステムはこうした自然言語データを「読み」「理解し」「推論」できる．もちろん理解するためには辞書が必要で，これはその領域のエキスパートが人力でつくる必要がある．推論方法はその領域ごとのやり方があり，エキスパートがその大枠を考えねばならない．画像認識などが得意なディープラーニングではそんなエキスパートもいらない．人が読む代わりにコンピューターが"読む"時代がきている．

著者がIBM Watsonを知ったのは2013年，動画サイトで2012年にWatsonが *Jeopardy!* という米国のテレビクイズ番組で人間のチャンピオンに勝ったときの映像を見たときだった．次の節で述べる臨床シークエンスの現場にいるものは，おそらくだれもが「これは使える」と思ったことだろう．私もそう思った．少し調べると米国では複数の機関ですでにWatsonの医療への活用をめざして研究開発がはじまっていた．がんゲノムについてはNew York Genome Centerが開発しているときいて訪問した．これを医科学研究所にまずは導入し，臨床シークエンスのボトルネックを解消できないかと考えた．

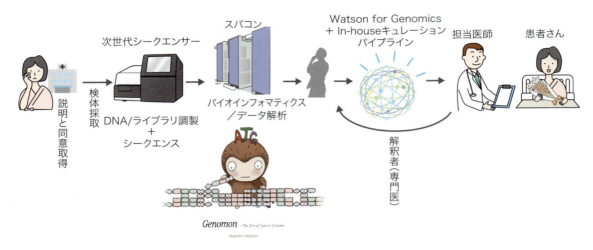

図　東京大学医科学研究所のがん臨床シークエンス研究体制

5日で患者さんに返すがんの全遺伝子を対象とした臨床シークエンス体制

　東京大学医科学研究所附属病院には2001年にゲノム診療部が設置され，遺伝カウンセリングと遺伝子検査体制が整備され，古川洋一教授が担当してきた．その後，前述の世界の動向に沿って，医科学研究所に臨床シークエンス研究チームを立ち上げた．古川洋一教授（ゲノム診療部），東條有伸教授（血液腫瘍内科），武藤香織教授（生命倫理），それと山口類・井元清哉・渋谷哲朗・宮野悟（バイオインフォマティクス，メディカルインフォマティクス，スーパーコンピューター）がイニシアチブをとった．そして全ゲノムシークエンス，全エクソームシークエンス，パネル，RNAシークエンス，エピゲノム解析を実施して患者さんにフィードバックを返す努力をしてきた．医科学研究所ヒトゲノム解析センターには，現在，SHIROKANEという名前のスーパーコンピューターシステムがあり，この一部を切り出して臨床シークエンス専用で利用している．計算能力は550 TFLOPS，高速ディスクアレイは30 PB，それに100 PBまで拡張可能なアーカイブストレージが超高速ネットワーク・インフィニバンドでつながっている．シークエンサーはHiSeq 2500，NextSeq 500，MiSeq，Ion Proton，Ion PGM，キャピラリーシークエンサー，それにフォローアップのためにQX200 Droplet Digital PCR，そしてこれらをつなぐLaboratory Information Management Systemを導入した．ネットワークはVPN接続を採用し，つなぐパソコンはいわゆるディスクもUSBの口もついていないシンクライアントにした．ゲノムシークエンスデータ解析はGenomonを用いている．Genomonはオープンソースで公開[6]しており，がんゲノミクス研究で多数の実績[7,8]のあるシークエンス解析パイプラインである．

　Watson導入前，古川洋一教授が解析した家族性大腸ポリポーシス患者さんの例では，パネル解析では原因変異を見つけることができず，全ゲノムシークエンス解析を行った．その結果，19,660個のSNVと299個の短い挿入・欠失が現れ，それを前にして果てしない人海戦術で検索し，またブラウザーでマッピングの状態を見る日が続いた．すると，APC遺伝子の上流に10 Kbpほどの欠失を「目で」見つけ出すことができ，そこにあるプロモータの欠失が原因であることが判明した[9]．1年にわたる時間と労力がかかった．

　数百から数百万の変異はゲノムシークエンス解析の結果簡単に得られるようになったが，その変異の解釈と翻訳に膨大な時間と労力がかかり，ここがボトルネックとなっている[10]ことを強く認識した．こうした実体験もあり，Watsonをがんの臨床シークエンス支援研

究に導入できないかと行動をはじめたのが2013年である．幸いWatson Genomic Analytics（現在はWatson for Genomicsと改称）のアーリーアダプタープログラムに採択され，血液腫瘍内科も加わって2015年7月から活用と同時に訓練がはじまった．

　図は血液腫瘍内科における一人の患者さんを対象にした全エクソーム解析の場合に要する時間である．第1日目が説明と同意取得，その後検体採取を行ってライブラリ調整・シークエンスに第1〜3日，4日目にはスーパーコンピューターを利用したGenomonによるデータ解析で変異の調べ出しが終わり，その日のうちに解釈者・翻訳者（専門医）にその情報が渡される．第4〜5日でその解釈・翻訳が終わり，第5日目には担当に説明され，診断をつけて患者さんに返すことができるようになった．もちろん解釈・翻訳にはさらに時間がかかることがあるが，in-houseのキュレーションパイプラインとWatson for Genomicsによる解析を総合して解釈・翻訳を行っている．Watson for Genomicsの解析は変異のデータをアップロードしてから10分程度であるが，その後，Watson for Genomicsのリコメンデーション・解析結果のリンク先をクリックし，また文献を読むなどの作業でチェックするため，1〜2日の時間を要している．全ゲノムシークエンス，RNAシークエンス，エピゲノム解析を行えばもう少し日数が必要となる．やがてWatsonも構造異常について学習するようになる．しかし，エピゲノムは全く知らない．専門家が必要である．

　こうして，AIのパワードスーツを着たオンコロジスト達が東京大学医科学研究所から出現するに至った．Watson for Genomicsの活用感想では「人知の増強」（Augmented Intelligence）と表現するのが適切と考えており，いわば学習・推論する辞書である．そして，人（専門医師・研究者）を置き換えるものではない．また同時に，全遺伝子を調べないパネル解析の限界を思い知らされた．ビッグデータといいながら，現実は，ひとりの患者さんの病態を理解するには基礎となるデータと知識があまりにも不足しており，中途半端な量の知識・データに基づく医療研究開発から，的確な医療開発は期待薄と考えるようになった．もっと基礎研究と臨床研究の積み重ねが必要だ．

文献

1) https://allofus.nih.gov/
2) http://www.mhlw.go.jp/stf/shingi2/0000169233.html
3) http://www.mhlw.go.jp/stf/shingi2/0000169238.html
4) https://www.genome.gov/27549225/
5) Manolio TA, et al：Sci Transl Med, 7：290ps13, 2015
6) https://github.com/Genomon-Project
7) Kataoka K, et al：Nature, 534：402-406, 2016
8) Kataoka K, et al：Nat Genet, 47：1304-1315, 2015
9) Yamaguchi K, et al：Sci Rep, 6：26011, 2016
10) Good BM, et al：Genome Biol, 15：438, 2014

Profile

宮野　悟（Satoru Miyano）
東京大学医科学研究所ヒトゲノム解析センター教授．1977年九州大学理学部数学科卒業．理学博士．九州大学理学部教授を経て1996年より現職．スパコンを駆使したゲノムデータを解析で個別化ゲノム医療を推進中．文部科学省新学術領域研究「システムがん新次元」領域代表．文部科学省ポスト「京」重点課題2「個別化・予防医療を支援する統合計算生命科学」で京コンピューターを駆使してゲノムをはじめとする大規模生命ビッグデータ解析を実施中．2013 ISCB Fellow.

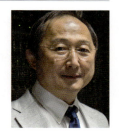

AI応用のいま

医師と対話して腕を磨く画像診断AI

朽名夏麿，島原佑基，馳澤盛一郎
（エルピクセル株式会社／東京大学）

可視化法や撮像法の開発・普及の結果，CT，MRI，顕微鏡など各種モダリティーで診断に寄与する画像は多様・大規模化を遂げている．それらの画像を診る画像診断や病理の分野の医師等を支援するための人工知能技術の開発をわれわれは進めている．医用画像を対象することで生じる課題，そしてこれを踏まえわれわれが開発している機械学習手法CARTA等を紹介する．

医療における画像工学は，細胞内構造の違いといった顕微鏡レベルの生理・病理学的現象から，組織や器官のパターン形成，さらには全身イメージングにいたるまで，幅広いスケールで活躍している．イメージングの対象となる部位は身体のほぼすべてに及び，目下多くの疾病や傷害について，医用画像は臨床的に活用されており，経験を積んだ医師らの目視を通じて診断や治療に資する重要な情報源となっている．さらに近年，多くの撮像法において時空間分解能の改善による高速化・高精細化，新規プローブや撮影法・可視化法の開発，検体採取から撮像に至るまでの各工程のオートメーション化によるスループットの向上，ネットワーク回線を用いた遠隔診断システムの普及など，量・質的な医用画像分野の発達が著しい．他方，人工知能分野では人工ニューラルネットワークの多層化と効率的な学習手法の研究開発をはじめ，深層学習技術の隆盛が目覚ましいが，これはもちろん医用画像をも対象となっており，至るところで従来の手法を上回る判定精度が達成されている．

深層学習による成果と教師画像群の規模

画像処理や人工知能技術の医用画像への活用は長い歴史と幅広い適用範囲をもつ，CAD（computer-aided diagnosis）の一大トピックである．とりわけ最近では，入力として画像を受けとり，その分類や領域抽出を行ううえで優れた性能を発揮する深層畳み込みニューラルネットワーク（convolutional neural networks：CNN）を採用し，画像診断支援や病理診断支援の実現に向けた研究開発が進んでいる．

自己免疫疾患の診断に資する上皮細胞の染色パターンの分類では従来の機械学習手法を上回る97％前後の高い分類性能が得られた[1]．また，原発性肝細胞がんの病理組織像からのがんの進行度（グレード）の自動分類では深層学習モデルの改良により96.7％の精度が達成された[2]．領域抽出への応用例としては，大腸がん等の病理切片像から細胞核領域を自動抽出する課題について深層学習によるアプローチが高い性能を発揮することが示された[3][4]．また，肺腺がんのCT像から

Keyword

病理診断支援，画像診断支援，CAD，CARTA

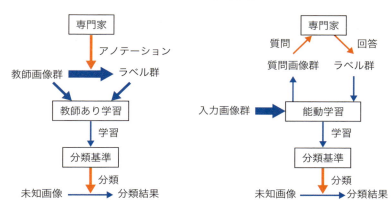

図1 教師あり学習と能動学習
A) 教師あり学習ではあらかじめ教師画像群の各画像について専門家が分類結果を付与（アノテーション）する．これを規範として教師あり学習により分類基準が作成される．B) 能動学習は入力画像群のなかから計算機によって適切な質問画像群を選択，専門家に提示し質問とし，その回答をラベルとして学習を進めるという反復的な学習アルゴリズムである．

の予後予測では深層CNNによる特徴抽出が有効であり，90％の精度が得られている[5]．さらに皮膚鏡検査で得られる画像からの皮膚がんの分類問題では，深層学習による分類精度が専門医（21名）による診断の平均精度を超えたことが報告されている[6]．

これら深層学習を用いた研究開発の多くに共通するのは，多数の教師画像[※1]を事前に用意し，医師等の専門家によって各画像が何であるかというラベル・注釈を付与する（アノテーションを行う）過程を経ていることである．従来の機械学習手法に対して，深層学習によるアプローチでは大規模な教師画像群が必要な場合が多く，前述の皮膚がんの分類の例では約13万の教師画像群が学習に用いられた．教師画像の準備は，患者の個人情報保護のための処理や専門家による画像に対するアノテーション作業が必要であり，深層学習の工程以上に人手を要するボトルネックとなっている．今後，人工知能による画像診断・病理診断の支援の範囲をさらに拡げていくためには，より効率的に学習を進める枠組みが不可欠と考えられる．

効率的な学習のための能動学習によるアプローチ

前節にて紹介した深層学習による取り組みはいずれも教師あり学習[※2]とよばれるフレームワークに属している．教師あり学習では，最初に医師等の専門家が分類対象となるデータの一部（教師画像）に対して理想的な分類結果をラベルとして付与し，これを機械学習におけるいわば"手本"として用意する（アノテーション）．そして教師画像群とラベル群という"手本"から，計算機は所定の学習アルゴリズムによって分類基準を探し出す（**図1A**）．ここで，最終的に得られる分類システムの精度は教師画像群の量や，ラベル群の質（正確さ）に依存する．そのため高精度の分類システムを開発するためには多数の画像に正確なアノテーションを行う必要がある．

一方，アノテーションを効率化し，少数の教師画像で高精度の分類システムの開発をめざすアプローチの代表例として能動学習[※3]という枠組みがあげられる．能動学習は，アノテーション作業が効率よく進む状況を計算機の側から用意し，専門家にとって同じ時間と

※1 教師画像
深層学習をはじめ各種機械学習アルゴリズムが学習工程で必要とする「答のわかっている画像群」であり，訓練画像とも称する．教師画像を用意するために，専門家らが答をラベルとして画像に付与する工程をアノテーション等とよぶ．

※2 教師あり学習
機械学習による画像分類は，アノテーションが施された教師画像群を訓練データとして用いて教師付き学習により自動分類器を生成することで一般に実現される．近年，膨大な教師画像群が利用可能なケースでは深層学習法が優れた性能を示している．

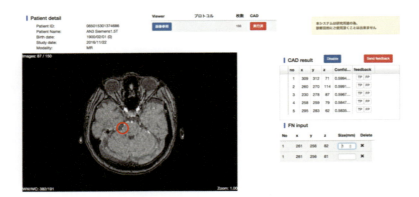

図2　脳動脈瘤候補領域の自動検知機能を組み込んだ読影環境
機械学習アルゴリズムにより脳MRIから未破裂脳動脈瘤の候補を自動的に探索し，読影医に表示する（左パネル）．読影医はアルゴリズムの提案結果を参照するだけでなく，候補領域に対し真陽性・偽陽性の入力等のアノテーションを行うことができる（右パネル）．なお本操作画面は株式会社エムネスのご厚意により提供を受けた．

労力で，より高精度な分類システムの構築を実現することをめざすものである．こうした発想に立って，われわれはさまざまな画像と目的に供しうる汎用性をもった，適応的な画像分類システムとしてCARTA（clustering-aided rapid training agent）アルゴリズムの研究開発を進めている[7)～9)]．CARTAは対話的に専門家（医師等）の知識を収集し，画像から抽出可能な多様な評価尺度の組合せのなかから，分類目的に適う分類基準を探し出す能動学習システムである．能動学習はその名前の通り，アノテーション作業を実施する専門家に対し計算機が能動的・アクティブに質問を行うことによって学習を反復的に進める（図1B）．従来の教師付き学習と異なり，アノテーション作業自体をシステムの範疇と捉え，その効率化の対象としたことが能動学習の特長といえる．細胞周期を例にとると，計算機側から質問画像が示され，それに専門家は「G1期」「M期」といった答を入力する．すると次に別の質問画像が表示され，これに専門家はまた答える…．この対話的なやりとりを反復することでアノテーションを進める．

　この能動学習では，効率的に学習を進めるために「良い質問」を専門家に提示する必要がある．例えば分類の境界に近い，判断の難しい画像は質問画像に相応しいといえる．また，アノテーションが済み答がわかっている画像に似た画像よりも，アノテーションした画像とは様子の異なる画像について専門家に質問した方が，得られる情報は多い．質問の方法としてCARTAではクラスタリング解析を採用した．クラスタリング解析により，画像に対するアノテーション情報やアノテーションを付与したか否かにかかわりなく，画像相互の類似性によって入力画像は複数のクラスターに分けられる．各クラスターから1枚ずつ画像を抜き出して並べ，これを質問画像群として専門家に示す．専門家は質問画像群の一部にのみ，アノテーションを付与すればよい．CARTAはアノテーション画像が互いに近付くよう，クラスタリング解析に用いる画像相互の類似性の尺度を調整し，次の質問画像群を生成する．これにより分類目的にあった，アノテーション作業のしやすい質問画像群を専門家に呈示できる．また，入力画像群が多数ある場合，アノテーション済みの画像とはかけ離れた画像が，質問画像群として優先的に選ばれる．これらの性質はいずれも，短時間のアノテーション作業で多くの知識を専門家から引き出すことに効果的に働く．

> ※3　能動学習
> 教師あり学習の枠組みを改良した機械学習アプローチの1つで，アノテーションのない多数の画像群を入力とし，学習工程を専門家にアノテーションすべき画像をコンピュータ側から提示することにより効率的に進める人工知能技術の一群．

教師情報を積極的に収集するインターフェースによる医師との連携例

われわれは前節で紹介した能動学習の考え方をさらに進め，機械学習アルゴリズムによる分類結果に対して専門家がオンラインで確認，必要なら修正を行うことによって教師画像群・ラベル群を増やすシステムの開発を現在行っている．そのなかの1つが未破裂脳動脈瘤の検知システムである．

脳ドックの普及などでMRI等による脳画像の読影のニーズは高まっているが，反面，読影医の数は増えておらず，それゆえ読影の負担は増える一方にあるという．つまり人工知能を活用した読影支援のシステムが希求されている領域の1つが脳画像解析である．われわれは，放射線科医が読影を行う端末環境上に未破裂動脈瘤を深層学習アルゴリズムによって検出し提示するユーザーインターフェースを開発した（図2）．このシステムでは読影医はアルゴリズムによる自動検出の結果（図2左）を参照するだけでなく，候補としてあげられた領域に対し真陽性・偽陽性を入力する等のアノテーションを行うことができる（図2右）．これにより，読影医は通常の読影環境下で人工知能による支援を受けつつ，教師画像群の蓄積を並行して進めることができる．現在，研究開発目的で複数の医療機関に使用いただいている段階である．

おわりに

人工知能を医用画像へ応用する際の課題として，教師画像の整備のためのアノテーションの人的コストが高く，十分な学習を進めるための教師画像群を収集し難いという状況を述べ，この問題への取り組みについて述べた．人間と対照的に，疲れを知らず24時間同じ精度で分類をし続けられる人工知能システムは，画像を診る医師の良きパートナーとなる潜在能力をもつ．医師が画像を診ることの重要性は今後も変わることがないが，それと同時に，人工知能技術の導入による医療支援への期待が高まっているゆえんである．しかしその社会実装にあたっては前述の課題に加え，人工知能の判断の根拠を患者や医師に理解しやすい形で説明・表現できるのか，また診断の最終的な責任を負うのは誰なのか，といった社会的・倫理的な理解や受容の在り方についても議論していく必要があるだろう．

謝辞
本研究開発は文科省科研費助成事業・若手研究B（16K18562；代表者：朽名夏麿）および同・新学術領域研究・学術研究支援基盤形成「先端バイオイメージング支援プラットフォーム」（代表者：生理学研究所/東京大学 狩野方伸先生）の助成を受けている．ここに謝意を表する．

文献

1) Gao Z, et al：IEEE J Biomed Health Inform, 21：416-428, 2017
2) Li S, et al：Comput Biol Med, 84：156-167, 2017
3) Sirinukunwattana K, et al：IEEE Trans Med Imaging, 35：1196-1206, 2016
4) Hatipoglu N, et al：Med Biol Eng Comput, 55：1829-1848, 2017
5) Paul R, et al：Tomography, 2：388-395, 2016
6) Esteva A, et al：Nature, 542：115-118, 2017
7) Kutsuna N, et al：Nat Commun, 3：1032, 2012
8) 朽名夏麿：Medical Imaging Technology, 33：105-111, 2015
9) Higaki T, et al：Sci Rep, 5：7794, 2015

参考図書

朽名夏麿：Plant Morphology, 25：73-81, 2013
朽名夏麿：生物工学，93：760-761, 2015
松永幸大ら：情報管理，56：217-221, 2013

Profile

朽名夏麿（Natsumaro Kutsuna）
東京大学大学院新領域創成科学研究科博士課程修了．博士（生命科学）．現在，同研究科特任准教授．2014年，研究室出身者とエルピクセル株式会社を設立し，同CTO．画像解析関連の各種研究開発に東京大学・エルピクセル社の両方の立場で取り組んでいる．解析手法の最適化や多様なニーズに対する解決手法の共通項の括り出し等を通じて，汎用性の高い画像解析システムをめざした研究開発を行っている．

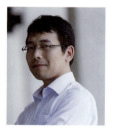

レビュー

日本における人工知能の ヘルスケア分野への応用

高木啓伸[1]，寺口正義[2]，徳増玲太郎[3]

（東京基礎研究所，日本アイ・ビー・エム株式会社[1]／グローバル・ビジネス・サービス，日本アイ・ビー・エム株式会社[2]／ソフトウェア＆システム開発研究所，日本アイ・ビー・エム株式会社[3]）

IBMでは人工知能の応用分野としてヘルスケア・ライフサイエンスに戦略的に取り組んでいる．世界各国のIBMのラボが連携して研究開発を進めるとともに先進技術の事業化も進めている．本稿では国内での各分野における代表的な3つの取り組みを紹介する．1つ目は精神医療に関する大塚デジタルヘルスの事例，2つ目はがんゲノム医療分野における取り組みとしてWatson Healthの製品であるWatson for Genomics（WfG），3つ目は高齢者予防医療に関する研究開発である．

2017年はディープラーニングに牽引された広義の人工知能（AI）が急速に社会に浸透した年として後世に記憶されるのかもしれない．新たな応用や基本技術のニュースが毎日のように発表されている．IBMにおいても2011年にアメリカの人気クイズ番組でクイズ王に挑んだ初代 *Jeopardy !* Watsonを出発点としたAIが技術として成熟し，本格的に実用化する段階を迎えている．なかでもヘルスケアとライフサイエンスは戦略分野として積極的に世界中で研究開発とビジネス化を推進している．日々生み出されるカルテや測定データ，論文は人知を超えた量に達し，増大の一途を辿っている．まさにAIが人の知的活動を助けるうってつけの環境がそろっている分野である．本稿では国内での代表的な取り組みとして，ヘルスケア分野における精神医療に関する取り組み，がんゲノム医療に関する製品開発，高齢者予防医療に関する研究活動を紹介する．

電子カルテ分析ソリューション 「MENTAT（メンタット）」

ヘルスケア分野において，すでにがん診療などの領域ではWatsonの導入事例が報告されてきたが[1]，今回Watsonの精神科医療への適用をめざし，大塚製薬と日本アイ・ビー・エムが共同開発したのが電子カルテ分析ソリューションMENTATである．

精神科医療の現場でも電子カルテの導入は進んでおり，医師，看護師，ケースワーカーなどの医療従事者がそれぞれ個別に日々入力する電子カルテデータが蓄積されている．一方で，医療従事者が電子カルテに蓄積された担当患者一人当たりのこれまでの治療歴などを一から把握するまでにかかる時間を試算すると約500分となっており（**表**），日々の日常業務だけで多忙をきわめる当事者間で電子カルテデータを共有して有効活用することは容易ではなく，当事者の経験をもとに必

Keyword

Cognitive Computing System，電子カルテ，ゲノム医療，対話型高齢者予防医療

あなたのラボに AI（人工知能）× ロボットがやってくる

表　患者一人当たりの電子カルテを読み解くまでにかかる時間の試算[※1]

データ項目	1記述ごとのデータ量	記述回数	1記述ごとの確認時間	1患者あたりの記述数	合計時間
家族歴・生活歴などの患者背景	1～3段落（300～900文字）	入院1回につき1回	3～5分	3	15分
現病歴	1～3段落（300～900文字）	入院1回につき1回	3～5分	3	15分
入院時面接の印象	1～2段落（50～300文字）	入院1回につき1回	1～3分	3	9分
診療記録	1段落または箇条書き	診察1回につき1回	0.5～1分	12[※2]	9分
記録（記録）[※3]	3～7段落（900～2,100文字）	カンファレンス回数＋退院前訪問回数＋α	5～10分	5	40分
看護メモ	1文～2段落（10～200文字）	毎日3～10回	10～30秒	810	270分
医事情報	基本情報セット（約10項目各50文字）	1記述	3分	1	3分
記録（PSW，精神保健福祉士）	1～3段落（100～300文字）	入院1回につき1～10回[※4]	1～3分	15分	30分
記録（服薬）	1段落または箇条書き	入院1回につき8回	1～3分	24[※2]	30分
当面の記録	1～2段落（50～200文字）	入院1回につき1回	1～3分	3	9分
サマリー[※5]	3～7段落（900～2,100文字）	退院／地域移行支援カンファレンス回数＋α	5～10分	3	20分
記録（心理）	1～2段落または箇条書き	検査回数	3～5分	12[※2]	45分
合計					495分

※1　前提条件—1人当たりの入院回数：3回，入院1回当たりの期間：90日，1日あたりの看護メモ記録回数：3回
※2　SDM（shared decision making）／服薬指導／PANSS（陽性・陰性症状評価尺度，positive and negative system scale）回数はクリニカルパス上の回数（4/8/4）とする
※3　主にカンファレンス記録，退院前訪問指導記録
※4　実施回数は患者および家族との面談数や社会資源の利用有無に依存する
※5　主に退院支援計画書，地域移行支援計画書およびそれらを作成するための会議の記録

要な電子カルテデータを取捨選択せざるを得ない状況であった．そのような課題を抱えていた桶狭間病院藤田こころケアセンター（以下，桶狭間病院）を加えた三者間の連携により，桶狭間病院にて電子カルテに蓄積されているテキストデータ2,000万件をWatsonに学習させることで，患者の生い立ちや過去の治療歴，類似症例など，医療従事者がおのおのの視点で必要としている情報を短時間で把握することが可能なMENTATが開発された[2)3)]．

MENTATでは，まず病院から取得した電子カルテをクラウド上に集める．次に，収集した電子カルテに記載されている定型項目，自然言語で書かれたテキストデータから，Watson Explorer[4)]を活用して，患者軸，入院軸，処方軸で計約60項目にもわたる因子を抽出している（表）．これらの因子を見ることで患者ごとの大

まかな特徴を捉えることが可能となる．MENTATでは，さらに予測分析ソフトウェアSPSS[5)]を活用することで，各因子を見るだけでは判断が難しい，(a)入院長期化や再入院傾向の有無の確認，(b)類似症例の検索なども可能となる（図1）．MENTATはこれらの機能を提供することで，現場の医療従事者が患者ごとの症状の特徴を捉え，患者の症状に応じた適切な治療を選択することを支援する．

桶狭間病院では，これまでクリニカルパス[※6)]を導入することで治療の標準化を図り，医療の質と向上に努めている．クリニカルパスとMENTATを組合わせることで，標準化治療だけでは実現が困難であった，個々の患者の症状をもカバーしたカスタマイズ治療が実現可能となった．また，患者や患者家族に病状の治療方針を説明する際の根拠として利用することで患者満足

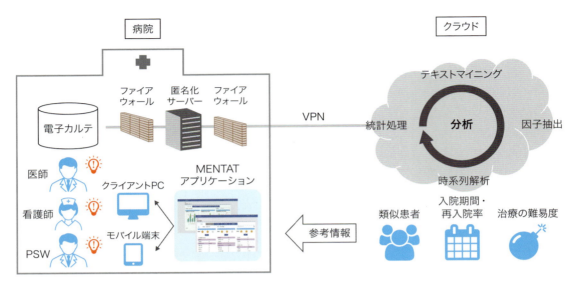

図1　MENTAT（メンタット）電子カルテ分析ソリューション

度の向上につながったり，患者の様態に応じた類似症例における治療法や薬剤が実際の治療に貢献したり，患者の地域移行・連携が円滑に行えたり，といった成果も挙げつつある[7]．

今後もさらに導入病院を増やしていく予定であり，精神科医療の現場で有効活用されることが期待されている．

ゲノム医療におけるAI技術の活用

◆Precision Medicine with Cognitive Computing System

次世代シークエンサーに対応したがん診断支援アプリケーションについては，いまだ黎明期にあるといえるだろう[8]〜[10]．米国では，2015年当時米国大統領であったオバマ前大統領によってPrecision Medicine Initiativeが発表された[11]．そして，日本国においても，がんゲノム医療推進のための体制が整いつつある[12]．Precision Medicine（精密医療）時代を支えるためのさまざまな取り組み（PMP, Precision Medicine Program）は，今まさに，さまざまな医療研究機関，企業において，取り組みが推進されている．PMPには大きく3つに大別することができるだろう．まず第1に，疾患にかかわると推測される特定（少数もしくは1つ）の遺伝子を検査する方法である．第2に，疾患にかかわり，調べることで有用な情報が得られるがん関連遺伝子を網羅的に調べるパネル診断である．おおよそ数十から数百程度の遺伝子に狙いを定めて解析をすることで，起きている遺伝子変異などを俯瞰的に確認でき，可能性のある治療法に結びつけることができる．第3に，全ゲノムおよび全エキソームシークエンスなどを前提にしたPMPである．このフェーズのPMPになると，より多様で複雑なデータから必要な情報を抽出していく必要がでてくるだけでなく，lncRNA（long non-cording RNA）やエピゲノムなどといった解析手法との組合わせも議論されていくだろう．前述の2つのPMPと比べて，この第3のPMPの段階では，人の手によって対応できる範囲を超えていくことも想像に

※　クリニカルパス

入院日数の短縮や治療・看護の標準化，チーム医療の推進のために，横軸に入院日数をおき，縦軸に検査や治療，看護ケアなどのなどをおいた標準的医療を一覧表にしたもの．病院ごとに，SDMを取り入れたり，それぞれの職種ごとのタイムスケジュールや他職種カンファレンスを決めたり，といった拡張が可能となっている．

	Precision Medicine Program (PMP)'s Challenges	Advantages of Computational System	Watson for Genomics
Speed (速度)	通常，解析にあたりアクションを決定するまでのプロセスは数日から数週間を要する．	短時間で解析を実行し，使用するために必要なレポートを作成する．	インプットファイル（VCFファイルなど）をアップロード後，およそ10分以内で注釈付を終えたレポートを作成．
Objectivity (客観性)	多くのPMPの解析では，マニュアルでの解析が必要なため，解析担当者の知識や技術に依存したレポートが作成される可能性を除くことはできない．	誰でも，同じ品質のレポートを作成することができ，そのエビデンスも提示される．	ユーザーはWfGによって解析された同じ品質のレポートを受け取る事ができる．
Scalablity (拡張性)	マニュアルでの解析を実施する際には，解析の担当者の技術／知見に依存するため，その担当者の人員数自体がボトルネックとなる．	解析のボリュームに依存しない．学習されたシステムであれば，ある一定のレベルで，数百人，数万人以上のデータ解析を実行することも可能になる．	インターネットを介してWfGにアクセスし，解析の実行することができる．100以上の検体解析も可能．
Comprehensiveness (包括性)	最新の知見／大量のデータから必要な情報を収集し続ける必要がある．	最新の知見／必要な情報を反映した結果を提示する．構造化データだけでなく非構造化データも対象に解析を実行する．	WfGにおいては，構造化データとしてMSKCCのOncoKB，非構造化データとしてPubmedなどをデータ・ソースとしている．

図2　Cognitive Computing System と Precision Medicine

難しくない．

本ゲノム医療の分野において，AI技術は，どのように役に立つことができるだろうか．IBM ResearchのKoyamaらは，Precision Medicineを支えるための取り組みとして，Speed（スピード），Objectivity（客観性），Scalablity（拡張性），Comprehensiveness（包括性）の4つが大きく重要な要素になると述べている（**図2A**）[13][14]．つまりいかに早く変異情報を確定し候補となる薬剤を選定し（Speed），診断にかかわる担当者のバイアスを減らし（Objective），必要とする多くの患者がアクセスでき（Scalablity），かつ最新の薬剤，治験，エビデンスなどの情報を反映した形で（Comprehensiveness），情報を提供するか，である．診療においてエビデンスとなる文献は年々増え続け，例えば2016年に出版されたがんに関連する文献だけでも，16万件以上がPubMedに新規に登録された．これはすでに個々人が確認をしながら対応しきれる状況ではない．また，臨床試験情報などとのマッチングも，常に変化するため，適切な情報を引き出すことは重要である．AI技術は，データベースなどにあるような構造化データだけでなく，いわゆる自然言語でかかれた非構造化データからも必要な情報を引き出すことを可能にする．AI技術によって解析が自動化されたシステム（Cognitive Computing System）は，より包括的なナレッジを提供することができる可能性を秘めている．

◆**Watson for Genomics**

前述のコンセプトを踏襲したシステムとして，IBMのWatson HealthではWatson for Genomics（WfG）を製品化している（**図2B**）．WfGは，北米を中心に20を超えるがん研究所・病院などとともに，WfGの開発が行われた．WfGの機能としては，幅広いがん種にたいして分子レベルでの解析・注釈付け，および医療的に有効性があると考えられる薬剤やClinicalTrials.govに登録されている治験情報を，エビデンスとともに提供する．本サービスはクラウド上に実装されたサービスであり，使用者はそのクラウドサービスにインターネットを介して接続する．WfGは，OncoKBのような構造化データだけでなく，文献のような非構造化データから自然言語処理技術を用いて必要な情報抽出・整理し取り込んでいる．WfGユーザーが，必要なデータをWfGにアップロードをすると，おおよそ数分以内で結果を出力し，必要なレポートを作成することできる．

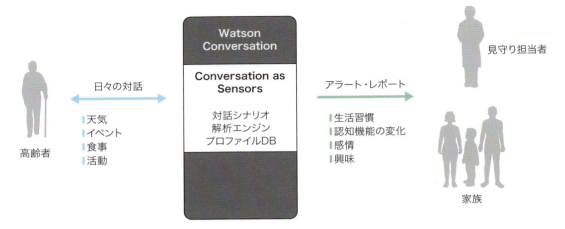

図3 センサーとしての対話（Conversation as Sensors）のコンセプト

この一連の作業に手動で行う作業はない．最近，New York Genome Centerの研究者らと，IBM Researchの研究者らが発表したWfGの研究報告では，VCFファイルからの解析にかかる時間が，本来160時間程度と見積もられる一方，WfGではおよそ10分程度で実行することができている．よって，がんゲノム医療において，こうしたシステムが臨床現場におけるボトルネックを解決するアプローチになりうると考察している[15]．

対話型高齢者予防医療

医療の進歩により長寿化，高齢化が世界全体で進んでいる．なかでも日本は最も高齢者比率の高い国であり，それに伴うさまざまな社会的な課題をいかに解決するのかを後に続く世界の国々が注視しているといっても過言ではない．高齢者の健康寿命を延伸し，QoLを向上しながら社会的コストを削減するためには移動機能低下や認知機能低下を予防しつつ，就業など社会参加の促進を図ることが必要である[16]．実際に認知症の三分の一は防ぐことができると言われている[17]．予防・健康管理を高齢者全体に普及しサービスを向上させるためには，家族や医療関係者も含めた既存の人間系の拡大だけでは限界があり，センサーやAIなど情報技術（IT）の活用が注目されている[18]．

ITは認知症に対して，将来的には予防，見守り（モニタリング），早期発見，支援・介入，セラピー，介護者との情報交換などさまざまな分野で活用されるものと期待されている[17]．なかでも音声による対話技術は高齢者が日常的に活用できる新たな「接点」として長年注目されてきたが技術的に困難であった[19)20)]．近年の音声認識の精度向上や自然言語処理技術，特に類似文検索を中心とした文の分類による意図推定技術の進歩により，音声対話技術は急速に活用な技術となってきている[21]．IBMからもWatson Conversationという対話インタフェース作成のための基盤技術が公開されており，カスタマーサービスや教育分野などさまざまな分野で活用されている[22]．対話のバラエティや柔軟性など多くの課題があるが，トピックやコンテキストを十分に限定したうえで，スマートフォンやタブレット，ロボットなどと組合わせることで，毎日高齢者と対話するシステムを実現することができる[23)24)]．次の技術課題は実際の現場で高齢者にどのようなサービスを提供し「なにを」モニターし，「どのように」支援・介入・セラピーを提供できるのかであろう．

そこでわれわれが提唱しているコンセプトが「Conversation as Sensors（センサーとしての対話，以下CaS）」である．これはサービス提供とモニターを同時に実現すべく対話をデザインすることでユーザーに負担の少ない見守りを実現することをめざしている．

一例を示すと，「昨日の夜は何を食べられましたか？

メニューを教えてください」という質問は何気ない「日常の会話」としてユーザーには受けとられるであろう．しかし，この質問は各種認知症スケールにおける検査項目を真似て擬似的な記憶テストとしてデザインされている．そのためCaSでは回答のテキスト情報の解析に加えて，ユーザーが回答するまでの遅延時間と回答内容の量を解析することで認知機能の参考情報を蓄積できるようになっている．重要なのはこうした解析技術を活用するための対話のデザインである．解析技術には精度の限界と活用可能なコンテキストがある．このようにAIを活用する際には精度の特徴を把握したうえで，ドメインやコンテキストを適切に制御することで効果を最大化させる工夫が必要である．

　AIの医療活用において，データ収集の課題は避けて通れない．例えばCaSにおいて，音声から高齢者の感情を認識することで長期的な感情の安定・不安定を確認することができる[25]．AIの進歩により，高齢者の感情音声データのサンプルを収集する[26]ことができれば，判別エンジンを開発できるようになってきた．CaSにおいても役者が演じた感情音声によって学習した解析技術を用いている[27]．実際の活用においては目標となる疾患に応じた音声データが必要になる．例えば高齢者鬱のスクリーニングに応用するためには発症した，もしくは後々発症したまだ健康な高齢者の，前兆となる音声データを収集する必要があり，医療関係者，家族，そして本人の協力なくしては実現できない．機械学習技術の医療活用において，良質なデータの収集は本質的な課題である．今後，AIを活用するためのデー

タ収集を進めることが将来的な高齢者ケアの質の向上に資することを，広く社会に理解を求める活動が重要であろう．

　高齢者ケアは現在家族や医療関係者，自治体関係者も含めた「人間系」によって実現されている．ITによる自動化が人間系の質を下げるための口実になる懸念もある．ITを既存のシステムにいかに取り込んで活用していくのかは今後の重要な社会課題であり，十分な実証実験を通して知見を蓄積することが重要である．われわれも音声による質問応答システムを1,000人の高齢者が参加したパイロットにおいて実装し，有効性を検証した[28]．これにより新しい技術にポジティブに取り組むユーザー層も明らかになった．同時にサービスからのドロップアウトも常に存在している．The Lancet Commission on Dementia[17]においても認知症ケアにおけるコンピューターの利用に期待を寄せつつ，十分な評価と人間系との共存を課題としてあげている．AIと人間系—この2つの融合なくして持続可能な超高齢社会を実現することは難しい．今後も日本が世界のお手本となれるよう，分野を超えた協業が必要である．

おわりに

　本稿ではIBMの日本におけるAIを医療に活用する活動を紹介した．電子カルテ分析ソリューション「MENTAT（メンタット）」は自然言語解析技術を活用することで，精神医療におけるカルテの情報を分析し，

もっと知りたいQ&A

Q. AIの診断した根拠は人間に理解可能ですか？

A. 人間に理解できる根拠を提示できるかどうかは用いられている手法により決まります．質問応答システムで用いられている根拠に基づいて仮説の生成と評価を行う手法では，各仮説の重み付けに用いられた資料（データ）を根拠として提示することが可能です．今回紹介した診断支援システムもこの系列に含まれます．しかし，ディープラーニングをはじめとした非線形モデルに基づく手法では根拠を人間に理解可能な形で提示することが一般に困難です．医療画像のスクリーニング・システムなどが含まれます．そのため判断に用いられた関連情報を提示する手法など活発に研究が進められています．

患者の満足度向上，治療の質の向上に貢献している．ビジネスとして実装されており，すでに現場で活用されている．がんゲノム医療では，製品化されたWatson for Genomicsは，Illumina社，Quest Diagnostics社と提携の発表も行った．

「対話型高齢者予防医療」では近年実用化が進んでいる音声対話技術を日々の予防・健康管理に活用する研究活動を紹介した．AIの医療応用はまだまだその緒についたばかりである．しかし，テキスト・音声・画像・データを解析し，新たな患者との対話を実現するAIの技術群は，医療関係者の負担を減らしながら医療の質を向上する大きな可能性を秘めている．日本は先端医療技術と超高齢社会という特性を活かしながらAI活用において世界のロールモデルになれる可能性がある．本稿が今後の参考になれば幸いである．

文献

1) Wrzeszczynski KO, et al：Neurol Genet, 3：e164, 2017
2) 「大塚デジタルヘルス．精神科向け電子カルテ分析ソリューション『MENTAT』」https://www.mentat.jp/jp/service/
3) 「IBM．精神科向け電子カルテ分析ソリューション『MENTAT』～桶狭間病院様における活用事例」https://www-01.ibm.com/common/ssi/cgi-bin/ssialias?htmlfid=HLB03013JPJA
4) 「IBM．IBM Watson Explorer」https://www.ibm.com/analytics/jp/ja/technology/watson/explorer.html
5) 「IBM．IBM SPSS」https://www.ibm.com/analytics/jp/ja/technology/spss/
6) Fujita K：J Japanese Assoc Psychiatr Hosp, 33：365-372, 2014
7) 「IBM．桶狭間病院におけるMENTATの活用と今後の可能性」https://www-01.ibm.com/common/ssi/cgi-bin/ssialias?htmlfid=HL112346JPJA
8) Ashley EA：Nat Rev Genet, 17：507-522, 2016
9) Tannock IF & Hickman JA：N Engl J Med, 375：1289-1294, 2016
10) Hyman DM, et al：Cell, 168：584-599, 2017
11) Ashley EA：JAMA, 313：2119, 2015
12) 「がんゲノム医療推進コンソーシアム懇談会 報告書」http://www.mhlw.go.jp/stf/shingi2/0000169238.html
13) 「Koyama T, et al：ASHG 2015, PgmNr 2696」https://ep70.eventpilotadmin.com/web/page.php?page=IntHtml&project=ASHG15&id=150120969
14) Rhrissorrakrai K, et al：Trends Cancer, 2：392-395, 2016
15) Wrzeszczynski KO, et al：Neurol Genet, 3：e164, 2017
16) 厚生労働省．国民の健康寿命が延伸する社会に向けた予防・健康管理に係る取り組みの推進について．
17) Livingston G, et al：Lancet, 17：31363-31366, 2017
18) 厚生労働省．データヘルス改革推進本部．
19) Schlögl S, et al：Designing Natural Language User Interfaces with Elderly Users. in Workshop on Designing Speech and Language Interactions, 2014
20) Olaso JM, et al：Dialogues with Social Robots：221-232, 2017
21) Saon G, et al：English Conversational Telephone Speech Recognition by Humans and Machines：arXiv:1703.02136, 2017
22) 「Watson Conversation, API, IBM」https://www.ibm.com/watson/services/conversation/
23) 「Parlo」https://palro.jp/
24) 「Papero」https://www.necplatforms.co.jp/solution/marketplace/
25) Fernández-Caballero A, et al：Ambient Assisted Living and Daily Activities：348-355, 2014
26) Kim Y, et al：Deep learning for robust feature generation in audiovisual emotion recognition. Acoustics, Speech and Signal Processing, 2013 IEEE：3687-3691, 2013
27) Gideon J, et al：Progressive Neural Networks for Transfer Learning in Emotion Recognition ：arXiv:1706.03256, 2017
28) Takagi H, et al：Evaluating speech-based question-answer interactions for eldercare services：IBM J Res Dev（in press）

Profile

高木啓伸（Hironobu Takagi）

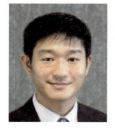

1999年日本アイ・ビー・エム入社．以後，東京基礎研究所において障害者・高齢者支援技術の研究開発に従事．現在，「アクセシビリティと高齢社会工学」研究グループの技術リーダーおよびシニア・マネージャーを務める．IBM Academy of Technology メンバー．2009年情報処理学会喜安記念業績賞，2011年文部科学大臣表彰受賞．ACM会員．博士（理学）．

レビュー

現代科学を超えて
——AI駆動型科学へ

高橋恒一 [1]~[3], **渡部匡己** [1]

（理化学研究所生命システム研究センター[1]／慶應義塾大学大学院政策・メディア研究科[2]／
ロボティック・バイオロジー・インスティテュート株式会社[3]）

本稿では，機械学習や人工知能技術を応用して，「帰納」「仮説演繹」「実験」の科学的方法を包
括的に接続し自動化した新しい科学のかたち，「AI駆動型科学」を紹介する．

　1984年に設立されたサンタフェ研究所をはじめとして20世紀の後半に世界中で取り組まれた複雑系の研究の根底にあったのは，微視的な物理法則から巨視的な系の性質を導き出す統計力学の限界の認識であった．統計力学では，平衡から近い状態では要素の状態が等確率で出現するという仮定のもと，カノニカルアンサンブルから極限操作により統計量を導出することで，本来非常に多い自由度をもつ系の状態を少数の変数で記述する．例えば，熱機関の理論においてはカルノーサイクルが系の状態を精密に記述する．自由度が少数の場合でも力学的カオスのように時間発展が複雑な表現型を生む「創発的複雑さ」が現れる場合もあるが，摂動論による線形近似が通用しないほど熱平衡から離れ，要素がそれぞれ別個の状態や履歴をもつ場合には，系の挙動を記述するために必要な変数の数が爆発し，数理的な扱いがより厄介な「内在的複雑さ」が支配的となる．そのような系の典型例が生命システムである[1]．

　細胞システム，生態系，神経系や社会システムのように対象の複雑さが内在的な場合，つまり，存在すると仮定される支配方程式自体が多くの変数を含む場合には予測性の高いモデルを人手で構築することが困難となる．例えば，われわれが1995年から開始したE-Cellプロジェクトでは，当初は *M. Genitalium* のゲノム情報をベースに100遺伝子規模のシミュレーションモデルを構築した[2]．この際にはそれぞれの遺伝子の機能を10名程度の学生が数百報以上の論文を読み込み，人手でプログラミングした．2012年にはスタンフォード大学のグループが500遺伝子規模の全ゲノムモデルを完成し[3]，現在はわれわれも含めて大腸菌の数千遺伝子規模のモデル構築に向かっているが，参照すべき論文数は数千から万報のオーダに達し，データベースや知識処理技術による自動化なしには進められない現状となっている[4]．

　現代科学の抱える問題のうち多くがこの平衡から遠く離れた系をいかにモデル化し，挙動を予測するかに関連しており，この問題の突破なしに今後の生命科学，ひいては経験科学一般の発展は限定されたものになると言える．今後，このような生物学的なヒトの認知能力を超えるような多変数の場合でも有効なモデルを構築するには，科学的発見や推論プロセスの人工知能（AI）をはじめとする高度な情報技術による自動化が不可欠であると考えられる．

Keyword

科学の自動化，科学的方法，帰納，仮説演繹，産業革命

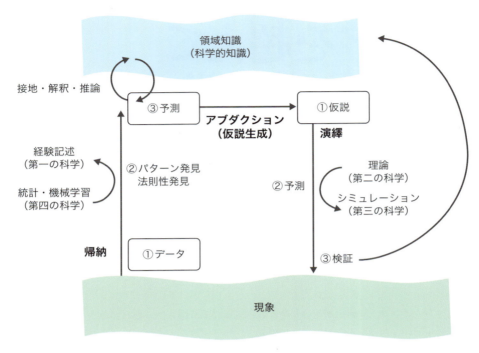

図1　現代科学のアプローチ

AI駆動型科学とは

科学のアプローチは，経験的な「帰納」，予測のための「仮説生成」，論理的な「演繹」，実験的な「検証」のプロセスをくり返すことで，最初に立てた理論が着実に「確からしさ」を得て，「確証」または「反証」されていく（図1）．現在のAI技術は，大規模データを高速に処理することを得意とし，特定の科学研究の課題に対して設計されてきた．しかし，自然現象を説明するための理論モデルの構築や仮説の生成などにかかわる部分に関しては，いまだに人が行っている．生命システムのような複雑な問題に対応するためには，これら4つの科学的方法を包括的に接続し，自動化するための高い汎用性をもったAI技術の開発を必要としている[5]．以下に，科学の自動化に通じるAI技術を応用した研究の例をいくつか紹介する．

◆ 帰納（不変数／対称性／法則性の発見）

2009年に，米国コーネル大学のH. Lipsonの機械工学研究チームは，物理学や幾何学の知識を一切使わずに，与えられたデータセット内の互いに関連しあった要素を特定し，その関係性を記述した自然法則を自律的に導き出すAIシステムを開発した[6]．具体的には，あらかじめ「バネにつながれた振動子や単振り子，二重振り子といった単純な力学系」のデータセットが与えられ，遺伝的プログラミングにより，基本的な演算処理──足し算，引き算，掛け算，割り算と，いくつかの代数演算子──をランダムに組合わせて，データとの誤差の少ない数式を構築し，くり返し誤差評価をすることで，最も誤差の少ない数式にたどり着くことが可能になった（図2）．従来のように人間の直感を頼りに要素間の相関を発見する手法では，多くの要素で構成されている非線形系に対応した不変数や法則性を見つけ出すのに長い時間がかかるか，困難であった．しかし，この法則発見のプログラムでは，人間の直感に頼らずに，多くの要素間の相関を計算して，最も誤りの少ない数式を構築し，くり返し修正していくことで，最終的にその力学系を記述する一連の数式を導き出すことができる．つまり，「帰納」とよばれる科学的

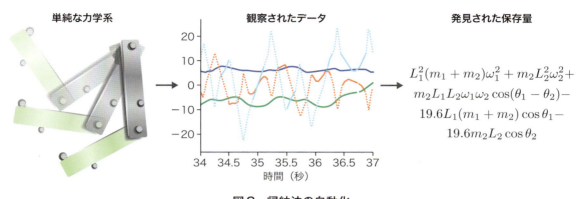

図2　帰納法の自動化

プロセスを自律的に行う．その結果，得られたいくつかの数式はよく知られているハミルトニアンやラグランジアンなどと同型であった．つまり，「運動量保存の法則」や「ニュートン力学の運動の第2法則」が自動的に抽出された．

◆ 仮説演繹（仮説生成＆検証）

同じく，2009年に，英国アベリストウィス大学のR. Kingの研究チームが，自律的に新しい科学的知識を発見するロボット「アダム」を開発した[7]．アダムは，あらかじめ教えこまれた出芽酵母の芳香族アミノ酸代謝経路（aromatic amino acids synthesis pathway）のネットワーク構造情報に基づき，遺伝子とその機能について仮説を立て，それを検証するための生化学実験を設計し，実行できるAIシステムである（図3）．従来のAIシステムとの大きな違いは，仮説推論，実験の立案と実行，データ取得，仮説検証という一連の流れが統合された閉ループとして自動化された点にあり，独立して科学的発見を行える初のAI＝ロボットシステムである．つまり，「アダム」は，事前に与えられた科学的知識や推論の方法に基づき，酵母のなかの酵素をコードしている遺伝子を決定するために，自ら仮説を生成して，検証実験の計画を組み，実際に多数の実験を実行して，新たな発見をするまでに至る「仮説演繹」とよばれる科学的プロセスを自律的に行うことができる．その結果，2-アジピン酸エステルアミノ基転移酵素（2-aminoadipate transaminase）をコードしている3つの新しい遺伝子（YGL202W, YJL060W, YER152C）を発見することに成功した．

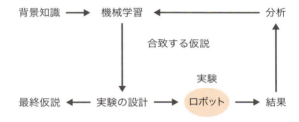

図3　仮説演繹法のスキーム

◆ 実験の自動化と最適化

2016年には，オーストラリア国立大学のP. Wigleyの物理工学研究チームは，機械学習を用いたオンライン最適化アルゴリズムを応用して，非常に低温の気体をレーザー光線内部に隔離した状態（ボーズ＝アインシュタイン凝縮）をつくり出すことに成功した[8]．実験では，少量の気体を$1\mu K$，絶対零度よりも100万分の1度高い温度にまで冷却させて，AIシステムで3本のレーザーの当て方やその他のパラメータを自律的に調整して，原子の温度を数百nKまで下げることができる．従来の方法だと，レーザーのパワーの上げ下げやその他の操作などを人間が試行錯誤をくり返して制御するため，長年の熟練した操作技術の習得が必要であった．

また，われわれの研究としては，実験自動化ロボット「LabDroid」を利用してiPS細胞（人工多能性幹細胞）の培養プロセスを自動化するためのAIシステムを開発することを計画している．iPS細胞を臨床で使用するためには，網膜なら数万から数十万個，パーキン

75

ソン病患者に使う脳の神経なら，数百万個の細胞を必要としているため，元となるiPS細胞を大量に生成しなければならない．従来の方法だと，最適環境に保たれた装置のなかで，iPS細胞に培養液を加えて増殖させ，研究者が顕微鏡を見て，微細な形状の違いなどからがん化の可能性のある細胞を排除し，残った細胞に，再び培養液を加えて増殖し，選別する作業を，数カ月間かけてくり返していく．このような培養の作業を人が習得するには数年間の経験を必要とするだけでなく，個人の習熟度によって結果が大きくばらつき，実験の精度も下がる．大量に生成するとなると膨大な時間と労力がかかり効率が悪い．しかし，機械学習を用いたオンライン最適化手法をLabDroidの制御に応用することで，細胞培養の一連の作業プロセスを飛躍的に改善できると期待している（図4）．

おわりに

限られたヒトの脳の認知能力を前提としたとき，一人の天才が単独で学問体系を覆すような大きな科学的発見を行えたのは，20世紀初頭のアルバート・アインシュタインによる2つの相対性理論あたりまでであっただろう．量子力学以降は一つの分野が一人の天才の名に帰するというよりも，数十人の天才が集団で大きな問題に取り組むことが普通になった．20世紀半ばのデジタル計算機の発明とその後の急速な能力向上を背景とした計算科学の台頭で，多変数が関与する非線形系の問題にも解が与えられるようになったが，数理モデルを構築しプログラムするのは依然として人間であり，その成功は問題の複雑さが創発的な場合，例えば流体の運動を記述するナビエ・ストークス方程式を用いた気象予報や大気循環のシミュレーションのように，支配方程式の変数の数は人間に把握できる程度だが，問題全体を構成する自由度が非常に多く，時間発展により生成的に表現型の複雑さが発生する場合に限定されてきた．

ヒトの脳が意識的に処理する情報は毎秒百ビット程度とされ，ヒトの生涯は数十億秒程度だから，ヒトが行う思考の総情報量のうち，すくなくとも意識にのぼる部分は一生涯で1 Tbitに満たない程度，つまり指先

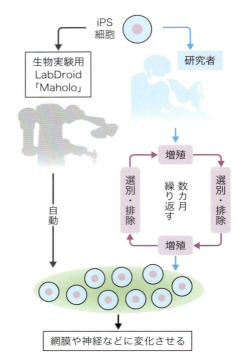

図4　細胞培養実験の自動化

に乗るフラッシュメモリの容量とそう変わらない．これは，著名なコンピューター技術者であるゴードン・ベルが，自身がふれた全情報を記録するMyLifeBitsプロジェクトにおいて得られた，1カ月あたり1 GBという計測結果[9]と整合する．

ヒトの大脳新皮質が行う認知機能はたかだか10 PFLOPS程度，理化学研究所が保有するスーパーコンピューター「京」と同程度の計算能力を基盤として実現されている．このうち，論理思考に関係する作業記憶の保持と更新は大脳基底核内の線条体による前頭前野の発火ゲーティングが機能的基盤と考えられている[10]．ヒト成人の作業記憶容量は互いに関連のない記号や単語などのチャンク単位とした場合4から7程度とされるが[11]，現実的な問題解決においては，記号間の定性的な関係性の認識においてはこれと同程度以下，線形の量的な関係では特に困難を感じず把握できるのはたかだか二，三次元の問題まで，非線形の関係となると二変数の問題でも把握が難しい場合がある．今回紹介したLipsonらによる力学系法則抽出やWigleyらによ

る実験作業の最適化，Kingによる科学研究サイクル自体の自動化は，いずれもAI技術の今後の発展により生物学的なヒトの認知能力に縛られない情報処理装置が出現した際に，科学研究が飛躍的に加速される可能性の一端を示している．

自然科学は世界のしくみを経験論的に理解しようという試みである．自然現象のよりよい記述と説明は，自然現象のより効率的な操作利用にも結びつき，生産活動の効率向上と経済的利潤も発生することから，工業化社会以降では政府などの公的セクターや企業などの経済主体の活動に組込まれることで爆発的な投資規模の増大を経験してきた．また，科学的方法は自然科学以外の社会科学や人文科学における知的活動の形態にも影響を与えてきた．この記事に付随する**コラム**では，マクロ経済学的な観点から，知的労働の最たるものである科学研究のAI技術の自動化が今後の産業革命の核として位置付けられる可能性があることを紹介した．合わせてお読みいただきたい．

Column

AI産業革命の本命は科学技術研究の自動化

高橋は経済学者の井上智洋らとともに，2015年2月から「AI社会論研究会」[12]を主宰している．そこでは，HELPS〔Humanity（哲学），Economics（経済学），Law（法学），Politics（政治学），Society（社会）〕をスローガンに，社会や技術の変化が加速し，その影響も増々大きくなっていくなか，今後は未来を見通すpre-diction（予測）的な視点で，技術側と人文社会科学側が対等の立場で取り組んでゆくことを試みている．

ポメランツは産業革命前後で先進国と後進国の一人当たりGDPが急激に乖離する「大分岐」が発生したことを指摘した[13]．産業革命以前もテクノロジーの進歩に従い生産性は向上し，世界全体での富は増加していたものの，余剰の生産は常に人口を増やすことに消費され，一人当たりの豊かさは紀元前から1800年代に到るまであまり変化がなかったが，産業革命の果実を享受できた先進国においては急激に豊かさが増加した（図5）．このことは，産業革命で起きた経済構造の変化で説明できる（図6）．産業革命以前の農業経済においては，土地という資本に労働力が入力されることにより生産活動が起

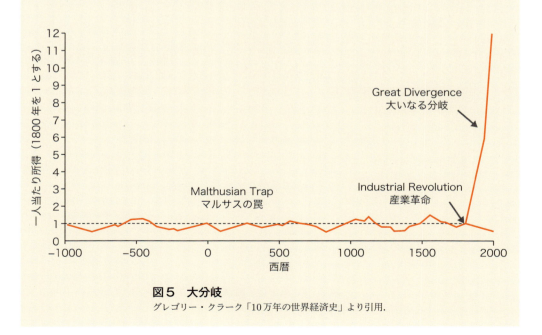

図5　大分岐
グレゴリー・クラーク「10万年の世界経済史」より引用．

き，食物が出力され，これが消費されるというストレートな構造であったが（図6左），産業革命により生産活動が工場に移動したことで，資本は機械になり，また機械の性能を決定づける技術進歩の項がマクロ経済モデルに追加された（図6右）．それまでは自然哲学者や貴族の嗜みであり，はっきり職業としては見なされていなかった研究者・技術者が歴史上はじめて経済に参加することになったきっかけはこの構造変化である．結果として，工場で生産された機械が他の工場の構成要素となって再生産するフィードバックループが生まれ，このフィードバックによる

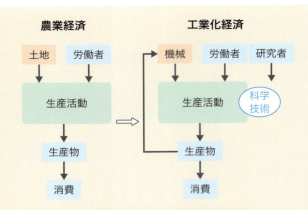

図6　産業革命における経済構造の変化
井上智洋氏作成の図を改変．

急激な経済活動量増加が前述の先進国と後進国の一人当たりGDPの差に結びついた．

　現在，1990年代頃からは情報通信技術による第三次産業革命，2010年代は機械学習技術による第4次産業革命，そして今後10年から30年以内には汎用AI技術による第5次産業革命が起こるとされているが，それによってわれわれの社会のマクロ経済構造はどのように変化するであろうか．井上氏は，2つの大きな変化を指摘する（図7）[14]．一つは，AI技術はその本質において知的労働の自動化技術であり，これまで生産活動を規定してきた資本と労働の2つの入力のうち資本の重みが増し，労働の重みが減るということである．「21世紀の資本」などの著書があるトマ・ピケティは，労働のほとんどが自動化される完全ロボット化経済についても議論している．

　もう一つの大きな変化は，農業経済では蚊帳の外，工業経済でも経済活動の触媒程度の存在であった科学技術が，マクロ経済モデルにおいて支配的な存在に躍り出ることである．工業経済において生産活動は資本である機械と機械の性能を決める技術進歩率の積で決まるが，AI技術により研究開発活動の自動化も進めば，工業経済において機械の再生産のフィードバックループが発生したのと同様に，AI技術が進むと進むほどそれを用いて技術進歩が加速されるというもう一つのフィードバックループが発生する．井上氏による数理モデル化とシミュレーションにより，今後のマクロ経済発展モデルにおいてこのフィードバックループが支配的な項となることが示された．現在よく話題に登る「IoT」

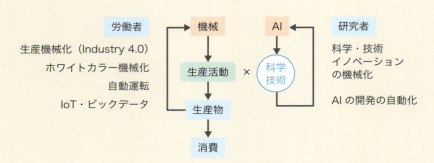

図7　AI革命後の経済構造
井上智洋氏作成の図を改変．

「ビッグデータ」「ホワイトカラーの自動化」「自動運転」などはいずれも19世紀の工業経済モデルの延長上にある．これらの技術の重要性は変わらないものの，今後は「AIの科学技術応用」「研究開発の自動化」「政策立案や製品開発などの自動化」が国の命運を決めるほどの重みをもつこととなるであろう．当然のことながら，モデルにおいてはソースとなる物理資源の投入およびシンクとなる消費活動の動向をとり入れる必要があるが，何れにしてもAI技術を契機とする次の産業革命に乗れた国と乗れない国の間に経済成長率自体の大きな乖離が発生する「第二の大分岐」の発生はある程度の蓋然性をもつと考えられる．

文献

1) Takahashi K, et al：Computational challenges in cell simulation: A software engineering approach. Intelligent Systems, 2002 IEEE：64–71, 2002
2) Tomita M, et al：Bioinformatics, 15：72–84, 1999
3) Karr JR, et al：Cell, 150：389–401, 2012
4) Karr JR, et al：Curr Opin Microbiol, 27：18–24, 2015
5) 渡部匡己 他：人工知能による科学研究の加速．人工知能学会全国大会論文集2016, 30：1–4, 2016
6) Schmidt M & Lipson H：Science, 324：81–85, 2009
7) King RD, et al：Science, 324：85–89, 2009
8) Wigley PB, et al：Sci Rep, 6：25890, 2016
9) https://www.microsoft.com/en-us/research/project/mylifebits
10) O'Reilly RC & Frank MJ：Neural Comput, 18：283–328, 2006
11) Miller GA：Psychol Rev, 63：81–97, 1956
12) 「AI社会論研究会」http://aisocietymeeting.wixsite.com/ethics-of-ai
13) 「大分岐―中国，ヨーロッパ，そして近代世界経済の形成」（K・ポメランツ），名古屋大学出版会，2015
14) 「人工知能と経済の未来 2030年雇用大崩壊」（井上智洋），文藝春秋，2016

Profile

高橋恒一（Koichi Takahashi）

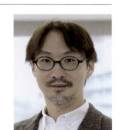

理化学研究所生命システム研究センターチームリーダー．慶應義塾大学在学中にゲノムスケール細胞シミュレーターE-Cellを開発．現在は計算システム生物学のほかに脳型人工知能の開発とその科学技術研究への応用に取り組む．HFSPフェローなどを経て現職．全脳アーキテクチャ・イニシアティブ理事・副代表，慶應義塾大学大学院政策・メディア研究科特任准教授，大阪大学大学院生命機能研究科招聘准教授，RBI株式会社最高情報責任者などを兼務．スパイバー株式会社技術顧問．AI社会論研究会共同発起人．

レビュー

長鎖DNA合成の オートメーション化による 生命科学の未来

谷内江 望

（東京大学先端科学技術研究センター合成生物学分野／慶應義塾大学先端生命科学研究所／科学技術振興機構さきがけ）

近年，理想的な自然科学をロボティクスと人工知能によって駆動するという研究開発が進んでいる．これが究極的に発展した世界では，研究者によってプログラムされた実験コードが自動化システムに送られ，実験プロセスはフルオートメーションで実行され，実験結果の解釈やそれに基づく次の実験計画は人工知能が支援するようになるかもしれない．このような未来をめざした研究開発をはじめるとき，長鎖DNA合成のオートメーションは最初の課題として最も意義のあるものである．

21世紀に入って情報工学分野から生まれたデータサイエンス，機械学習技術は多様な科学分野において急速に発展し続けており，今日では一般社会における人工知能（AI）の実用化もその期待の高まりとともに着実に実現しつつある．同時に，さまざまなプロセスを自動化できるロボティクス技術も日々進化しており，自然科学においてはデータの解釈や実験の設計がAIによってサポートされ，実験プロセスが自動化される時代がそう遠くはなくなってきた．

一方で，テクノロジーの進歩も相まって，複雑で多様かつ多角的なデータを組み立てて現象を議論する傾向が増えた生命科学においてはさまざまな問題が浮き彫りになった．例えば，科学の根幹を支えるのは実験の正確な記録であるが，人類はいまだに実験プロセスを完全に再現できる形で記録する手段を発明できておらず，日々膨大に発表される研究成果のなかに紛れ込む再現不可能な実験結果や捏造は頻繁に見逃されている．また，資金をふんだんに活用したパワーサイエンスが次々と重要な現象を発見し，大規模先端装置や大規模データ取得の重要性が増す一方で，研究資金の配分は資本主義経済のように特定の（有望とされる）研究課題に偏るようになった．そのようななかで，常に稼働状態にあるような高価な大型先端装置群は少なく，設置スペースも含めて大きな余剰資源が生み出されている．また，人的リソースを必要とする大規模なデータ計測研究は，研究者たちを肉体労働資源として拘束し，その頭脳リソースを最大化しない．さらに，HIVやエボラ出血熱，放射性同位体といったバイオセーフティーレベルの高い試料を取り扱う実験が社会にとって重要である一方で，それに従事する研究者の心理的ハードルは必ずしも低くない．

「どのようなシンプルなアイディアの実現によってで

Keyword

Robotic Crowd Biology，長鎖DNA合成，ラボオートメーション，AI，合成生物学

あなたのラボにAI（人工知能）×ロボットがやってくる

きるだけ多くの重要な課題を解決できるのか？」という戦略の最適化は研究のあらゆる場面において重要であるが，最近著者らが提唱したRobotic Crowd Biologyというコンセプト[1]は先にあげた現代生命科学に潜む多くの問題を解消し，自然科学全体も次のパラダイムに押し上げる可能性がある．Robotic Crowd Biologyでは，研究者は実験を実行するために，実験プロトコールをプログラミング言語のように標準化されたプロセス言語で記述し（**山本・谷内江の稿**参照），大型実験自動化施設にオンラインで送信する．この施設では，Maholoのような汎用実験自動化ロボット（LabDroid）を中心としてさまざまな特化型実験自動化装置，機器群が大量に集約されており，研究者から送られてくる実験プロトコールと実験試料を用いて大量の科学実験が自動化されている（**図1**）．試薬やサンプルはすべてRFID*タグ等によってバーコード化して管理され，紐付けられた実験プログラムとともに，実験を実行するラボドロイド群に送られる．実験プロトコールから実験内のそれぞれのプロセスの試料情報，用いられる機器，タイムラインは自動で判断される．1台のLabDroidが1つの実験プロトコール全体を実行するのではなく，複数のラボドロイドが実験の異なるプロセスを実行し，自動化装置の群（crowd）が複数の実験プロトコールを協調して同時に実行する．同時進行する異なる実験内の各プロセスそれぞれについて中枢計算システムが動的に最適な自動化装置や実験機器を割り当て，群システム全体としての生産効率を最大化する．

いったん，この集約型実験自動化施設での実行が成功したプロトコール内の各実験モジュールは（少なくとも，その動作については）完全に再現可能なものであるとすることができるので，このような実験プロトコールのクラウド（cloud）化によって，自動化による実行が保障された実験モジュールを自在に組合わせ

※ **RFID**
radio frequency identifier. タグに埋め込まれたID情報を電波，電磁波などを用いて，近距離で非接触に読み書きできるシステム.

た新規自動化プロセスの開発が容易になる．研究者は労働力を必要とする実験から解放され，より頭脳リソースを割くような研究を行うことができる．インターネットを介してオンラインで実験の実行が指示できるようになり，大型先端装置の共同利用は最大化され，人間の活動時間に依存しない自動化システム群は設備から生まれる余剰資源を最小化する．施設の能力規模は自動化装置の数と組合わせから生まれる多様性に規定されることになるが，研究者から受信する実験群のトレンド解析等によって，施設における機器の導入，リース計画等も動的に決定することができる．また，バイオセーフティーレベルの高い実験群は人間の存在しない環境で実行できるようになる．

これらのことはさまざまな形で生命科学を次の次元に引き上げられると考えられ，例えば，自動化が保障された実験モジュール群の組合わせによる実験プロトコールの開発は，特別なトレーニングを受けていない高校生によるHIV研究等を可能にするかもしれない[1]．このようなRobotic Crowd Biologyについてのさまざまな思考実験は，自動化によって得られたデータの解析や解釈をAIに担わせて，次の実験さえも自動でデザインするようなサイクル[2]や，現在謳われているIoT（internet of things）のような枠組みを超えた高度な「現実世界プログラミング」がどのように実現されるべきかを考える機会になる．

もちろん，理論的には，このような生命科学実験の自動化施設において自動化の中心を担うのがLabDroidである必要はない．他のロボットや近年技術発展が期待されているマイクロ流路等の利用も考えられる（**太田の稿**参照）．しかしながら，すでにわれわれは日常的に実験室のなかできわめて多様な実験を実施しており，それぞれにはこれまでに膨大なコストの投入によって開発されてきた機器群が利用されている．したがって，（おそらく流動的にデザインが変化せざるを得ないであろう）理想的な完全自動化システムを想定して，そのために実験機器群をすべて再エンジニアリングすることからはじめるのは筋が悪い．そうではなく，すでに人間のために開発された機器群を取り扱いながらさまざまな実験を汎用的に自動化できるLabDroidを用いた集約型実験自動化システムを，理想的でよいデザイ

ンのオペレーションシステム（OS）のうえに設計し，自動化に特化した有効な新しいハードウェアは徐々にリプレースによって導入されていくのがよいと考える．一方で，LabDroidを用いたとしても，Robotic Crowd Biologyをすぐに理想的な形で実現させるのは難しい．LabDroid "Maholo" はすでに実に多様で高度な実験プロセスの自動化に成功しているが（**片岡らの稿，三賀森らの稿，松本・中山の稿**参照），例えば，複数の実験自動化機器とそれらの協調による実験プロセスを汎用的にプログラミングできる実験プロトコールの標準言語はまだ存在しない（**山本・谷内江の稿**参照）．したがって，特定の課題にフォーカスしつつ，既存のテクノロジーで比較的簡単に実現可能で，できるだけ大きな波及効果をもち，なおかつRobotic Crowd Biologyへの拡張を実現できるモデルからスタートすることが必要である．そうした点において，長鎖DNA合成のオートメーションは科学的インパクト，活用可能な既存技術群，想定される規模，エンジニアリングコストのどれをとってもよさそうに見える．

長鎖DNA合成におけるオートメーション化の必要性

この半世紀以上，分子生物学，遺伝学や生化学等が細胞内のさまざまな分子動態，個体の機能と発生の謎を解き明かしていくなかで，染色体ゲノムの改変や

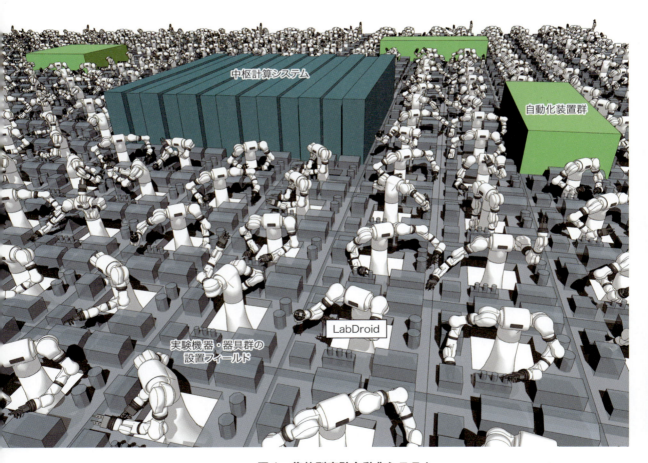

図1　集約型実験自動化システム

DNAベクターの導入による細胞や個体への介入実験は欠かせないものであり続けている．特に，遺伝学で発展した染色体へのランダム変異導入や遺伝子ノックアウトに加えて，人工的にデザインされたDNAベクターの導入は，それによって生命システムがどのように変化するのか解析することを可能にした．例えば，クローニングされた遺伝子に変異を加えることによるタンパク質機能解析や，蛍光タンパク質の融合によるターゲットタンパク質の細胞内局在の観察は日常的に行われている．また，最近広く利用されるようになったゲノム編集モジュールのように特定の機能をもった外来生物種由来の遺伝子を細胞内で強制的に発現させ，それによって変化する細胞や個体の状態を調べることも可能である．合成生物学の分野では，複数のゲノム改変と外来遺伝子の導入を組合わせることによって高機能物質を産生できる微生物の開発や，刺激に応じて数を記録する細胞[3]，複雑な演算を行える論理ゲート群をもった細胞[4]の開発が進んでいる．

近年では，マイクロチップを用いたもの等，DNA合成スピードの向上によって，人工DNAを用いた細胞や個体の機能解析，機能改変された生物種の開発が加速度的に進んでいる．この他にも，ゲノム編集技術として近年最も普及の進んでいるCRISPR/Cas9を用いたゲノムスケールでの遺伝子ノックダウン[5]や，DNAバーコードを用いた網羅的タンパク質間相互作用ネットワークスクリーニング[6]にみられるようなスクリーニング実験の超並列化が可能になった．また，今年に入って，ジョンズホプキンス大学のJef Boekeやハーバード大学のGeorge Churchらが，これまでの染色体DNAの操作による生物の研究や有用物質生産微生物の開発の枠組みを飛び越えて，生物の基礎をなす染色体をまるごとすべて人工合成しようとするGenome Project Write[7]をスタートさせたことは，まさにDNAの合成スピードが近年格段に早くなっていることを示すものである．

一方で，染色体のような巨大DNAの合成を考えた場合，DNAの化学合成長には限界がある．合成長に従って累乗的にエラー蓄積されるため，どのような高度な精製過程を経たとしても，合成反応産物からの目的産物の単離はあるDNA長を超えた時点で不可能と

なる．したがって，化学合成された短鎖DNAのアセンブリが鍵となり，Jef Boekeらがはじめた人工染色体をもつ出芽酵母の作出をめざしているプロジェクトSc2.0においても，合成した短鎖DNAを順々に細胞内でアセンブルし，天然の染色体を入れ替えるという作業が大勢の研究者らによって進められている[8]．Sc2.0プロジェクトは現在までに出芽酵母染色体16本の一部を人工染色体に置き換えることに成功したが，さまざまな染色体をゲノムレベルで合成して細胞に導入して試験し，さらに次の試験をデザインするというサイクルを考えたとき，当然この作業を人手で行うことはほぼ不可能であり，長鎖DNA合成，染色体まるごと合成の自動化が期待される．わが国においては，鳥取大学の押村らや香月らが，哺乳動物の人工染色体技術群を確立しており，マウスモデルへの世代を越えた安定的な導入を実現する[9]等，この分野で次世代の生命科学を切り拓くコア技術としての期待が大きい．

現在日常的に研究が進められている現場を見ても，機器群の発展によって多角的に大量のデータが取得できるようになり，そこから示唆される実験の種類や複雑性が増す一方で，多様な人工DNAベクターを合成するステップがボトルネックになっている．近年DNAベクター構築の外注産業がさかんであるように，生命科学研究のあらゆる場面において人工DNAベクターの作成と利用が重要になっている．したがって，人間による複雑かつ多様なDNAアセンブリの最適な設計にかかる時間や失敗，品質管理の不完全性がAIやロボティクスによって解消されることは非常に重要であり，すでにわれわれの目の前にある課題の範囲でも，理想的な長鎖DNA合成オートメーションは新規高機能素材を生み出すための遺伝子と微生物の設計や，機能が高度かつ精緻に拡張された生物モデルを用いた生命科学を加速するだろう．

高度DNAアセンブリ技術群と問題点

次に話を実際のDNAアセンブリ技術に移し，その技術進展，新たに解決をめざすべき課題について考えてみる．従来の分子生物学的手法に基づくDNAベク

ターの作成では，既存のDNAリソースやPCR法によって得たDNA断片から制限酵素切断によってパーツを得て，これをライゲーションによって連結するという手法が一般的であった．この手法では，例えばあるバックボーンベクターに任意の断片を挿入したい場合は，それぞれのDNA断片末端を特異的に認識して切断し，目的の連結反応に対応することのできる制限酵素（の組合わせ）が必要である．これを複数段階くり返すような高度なDNAクローニングでは特に，非特異的なDNA切断を避けることはもちろん，周辺の制限酵素サイトの組合わせを考えて，連結したDNA断片のすべてあるいは一部がモジュール性をもって再利用できるような設計が重要となる．これはひとえに，制限酵素の認識DNA配列長が6～8塩基以下程度であり，これより短いDNA配列を認識するものは特異性の面で利用できず，長い配列を認識するものの多様性はそのDNA配列長の多様性に比してきわめて少ないということに起因する．

2000年に入って，DNAオリゴ合成の価格が下がりはじめたこともあり，DNA断片間のオーバーラップ配列を利用したDNAアセンブリ技術が登場しはじめた．タカラ社のIn-Fusion試薬は普及した商品としては最も早かったが，その後クレイグベンター研究所のDaniel Gibsonが開発したGibson Assembly[10]が広く使われるようになった．Gibson Assemblyでは連結したいDNA断片間を互いに15～30塩基程度オーバーラップするようにPCR反応等によって準備し，そのすべてをT5エキソヌクレアーゼ，Phusionポリメラーゼ，Taq DNAリガーゼの酵素カクテルと混合して50℃で1時間程度反応する．この間，エキソヌクレアーゼ活性によってDNA末端が5′→3′方向に削られ，オーバーラップ配列が互いにアニーリングできるようになる．アニーリングしたDNA間ではポリメラーゼ活性とリガーゼ活性によるDNAの伸長と連結が起き，DNA断片間がアセンブルされる．Gibsonらのデモンストレーションでは20断片程度の短い二重鎖DNAが効率的に連結できることが示され，一気に普及が広まった．類似する手法としてバクテリアの細胞溶解液を利用したSLiCE法をはじめとしてSLIC法やCPEC法といった手法もある．また，Gibsonらはより多く，より長鎖のDNA断片を出芽酵母細胞へのトランスフォーメーションによって一斉にアセンブルできる技術も開発し，これらの技術はクレイグベンター研究所が2010年に達成した完全長のマイコプラズマゲノムの人工合成と細胞への移植による世界初の人工細胞の誕生[11]のために必要不可欠であった．また酵母を用いた手法の他に，日本でも慶應義塾大学の板谷，柘植らによって枯草菌を利用した高度長鎖DNAアセンブリ技術が誕生している[12]．この他にも，これまで困難であった複数のリピート断片の効率的なアセンブリがGolden Gate Assemblyによって可能になる等，さまざまなDNAアセンブリ技術が開発された．このように，制限酵素とリガーゼによる既存のDNAリソースの切り貼りに頼らずに，フルスクラッチで，DNAオリゴ合成から目的のDNAベクターをまるごと構築することが容易になり，研究者が想定できる実験の幅は大きく広がった．

しかしながら，現状では，DNAアセンブリにおける品質管理プロセスがスケールしないため，それぞれの研究室でDNAベクターを用いた実験の量と質がこれまでと比べて大きく拡張したというわけではない．一般にDNAクローニングにおける一連のプロセスは，アセンブリ反応にはじまるが，DNAアセンブリ反応は完全ではないので反応後のサンプルには目的とするDNA分子，意図しないミスアセンブリ産物，アセンブリされていないか部分的にアセンブリされているDNA断片群が混合している．したがって，ここから目的のクローンをとり出すために，大腸菌等の微生物細胞を反応DNAサンプルによってトランスフォーメーションし，選択的条件下でコロニーを形成した複数の細胞クローンからDNAを抽出する．さらに，得られたDNAクローンはそれぞれ，制限酵素処理やサンガーシークエンシング法等によって品質評価される必要があり，目的のDNAクローンの存在が確認された場合はそれを得ることができる．このDNAアセンブリ反応後の目的DNAクローンの選別プロセスは手間がかかり，長鎖遺伝子合成を外注した場合も品質保証まで含めた価格は高い．

もう一つの課題は，DNAアセンブリ技術が一からのDNAベクターの作成を容易にしたことが研究者を盲目的にすることも手伝って，実際に早いスピードでDNA

ベクターを次々に作成して研究をするような現場では，（特に研究者の頭脳負荷が大きい場合に）リソースの再利用性という点等において，研究者のDNAベクター構築作戦の効率が大きくスケールできないということである．世界中ですでにAddgene等から利用可能なDNAリソースを最大限活用し，それらのDNAモジュールを再利用しながら新しいDNAベクターを設計する際には，依然として最適な制限酵素の利用戦略を考えたDNAクローニングが品質管理プロセスの短縮という観点においても最適である．しかしながら，複雑なDNAベクターの作成において，DNAリソースの再利用，DNA合成とアセンブリを高度に組合わせることが最適にある場合でも，そのようなDNAクローニングが同時並行で大量に行われている現場では，DNAリソースの再利用はおろそかになる．例えば，研究室のなかでも二人の研究者がほとんど似たようなDNAベクターをクローニングすることや，本来共有可能なDNAプライマーが別々に発注されているようなことが実際に生じる．また，DNAアセンブリ技術が多様化したことで，目的のDNAベクターの作成にどの手法あるいはどの手法の組合せが最もよいのかの判断は，それぞれに応じた品質管理にかかわる判断も加わって単純ではなくなった．

このように，多くの研究者にとっては，限られた資金リソースのなかで人的リソースや頭脳リソースを拡張することができず，新しいDNAアセンブリ技術群は現在その本質的な可能性に比して実際の生命科学に対する貢献が小さい．

長鎖DNA合成オートメーションのすがた

長鎖DNA合成の自動化は，先の2つの課題それぞれに対して，DNAアセンブリ戦略と品質管理戦略をAIが担い，実際のクローニング作業をロボティクスによる自動化が担うという比較的シンプルな構図を考えることができる．長鎖DNA合成という課題は生命科学研究のあらゆる場面で重要で，マーケットサイズも大きい．他の生命科学実験の自動化と比較しても，単純操作の多い長鎖DNA合成の自動化はハードウェアエ

ンジニアリングのコストが低い．これに加えて，図らずもDNAが生命のプログラミング言語であり，デジタルデータとしても取り扱えること，そのフレームワークが現代の生命科学において成熟していることは，長鎖DNA合成にAIやロボティクスの利用を想定しやすいという他の課題にはない利点をもたらしている．

長鎖DNA合成を自動化の課題としてよいものとしている大きな要因は，DNAが生命科学の探求する生命システムの基礎であることの他に，その完全な構造情報を記録できる標準言語がゲノム配列解読時代黎明期に生まれたということである．NCBIのGenBankフォーマット（図2）に代表されるようなDNA構造を記述できる言語は対象となるDNAについて，その配列，コードされている遺伝子の位置，向き，種類，機能等を詳細に記述することができる．またこれを編集できるソフトウェアも多数存在し，われわれは日常的に作成したDNAベクターの情報を標準言語によって記録し，データベース等を利用して研究者間で共有している．Addgene等のリソースアーカイブから取得可能なDNAベクターはそのほとんどについてGenBankフォーマットで記載されたDNA構造情報がダウンロード可能になっている．Benchling, Ape, Geneious, SnapGeneといった一般的で優れたDNA編集ソフトウェアはGenBankフォーマット以外にも複数の標準言語フォーマットを取り扱うことができるが，当然情報の不足なく任意のフォーマットで記録された情報を読み込んで編集したものをまた不足なく任意のフォーマットで書き出すことができる．

さらに，長鎖DNA合成は目的産物が正確に標準言語で明示できるという特性から，決定論的に目的産物のための化学合成，アセンブリ，品質管理のすべての戦略を全自動でデザインできるシステムの開発が現実味を帯びている．今日世界的に利用が広がり，筆者の研究室においてもその利便性の高さからメンバー全員が使用しているDNA編集ソフトウェアBenchling[13]はすべての情報をクラウド上で管理することができ，DNA構造情報に基づいてさまざまな支援を実現している．DNAアセンブリのデザイン面においては，例えばDNA試料中の特異的な制限酵素認識部位を示すことはもちろん，目的DNA産物を実現するためのGibson

```
LOCUS       pBR322                  4361 bp    DNA     circular    18-OCT-2007
DEFINITION  Cloning vector pBR322, complete sequence.
ACCESSION
VERSION     240 County Road, Ipswich, MA 01938, USA
KEYWORDS    .
SOURCE      Cloning vector pBR322
  ORGANISM  Cloning vector pBR322
            other sequences; artificial sequences; vectors.
REFERENCE   1  (bases 1 to 4361)
  AUTHORS   New England Biolabs.
  TITLE     Direct Submission
  JOURNAL   Submitted (18-OCT-2007) Research Department, New England Biolabs,
            240 County Road, Ipswich, MA 01938, USA
```

⋮

```
FEATURES             Location/Qualifiers
     source          1..4361
                     /organism="Cloning vector pBR322"
                     /mol_type="other DNA"
     -35_signal      10..15
                     /note="tet (P2) promoter (clockwise); TTGACA"
     -10_signal      33..38
                     /note="tet (P2) promoter (clockwise); TTTAAT; transcript
                     start 45"
     -10_signal      complement(44..49)
                     /note="P1 promoter (counter-clockwise); TAAACT"
     -35_signal      complement(64..75)
                     /note="P1 promoter -35 sequence region; transcript starts
                     36, 37 (complementary strand)"
     gene            86..1276
                     /gene="tet"
     CDS             86..1276
                     /gene="tet"
                     /note="tetR (confers resistance to tetracycline)"
                     /codon_start=1
                     /product="tetracycline efflux protein, class C"
                     /translation="MKSNNALIVILGTVTLDAVGIGLVMPVLPGLLRDIVHSDSIASH
                     YGVLLALYALMQFLCAPVLGALSDRFGRRPVLLASLLGATIDYAIMATTPVLWILYAG
```

⋮

```
BASE COUNT      983 a   1209 c   1134 g   1035 t
ORIGIN
        1 ttctcatgtt tgacagctta tcatcgataa gctttaatgc ggtagtttat cacagttaaa
       61 ttgctaacgc agtcaggcac cgtgtatgaa atctaacaat gcgctcatcg tcatcctcgg
      121 caccgtcacc ctggatgctg taggcatagg cttggttatg ccggtactgc cgggcctctt
      181 gcgggatatc gtccattccg acagcatcgc cagtcactat ggcgtgctgc tagcgctata
      241 tgcgttgatg caatttctat gcgcacccgt tctcggagca ctgtccgacc gctttggccg
      301 ccgcccagtc ctgctcgctt caggcttcga tggcgcggg atccgcatcg tcatcctcgg
      361 cacacccgtc ctgtggatcc tctacgccgg acgcatcgtg gccggcatca ccggcgccac
      421 aggtgcggtt gctggcgcct atatcgccga catcaccgat ggggaagatc gggctcgcca
      481 cttcgggctc atgagcgctt gtttcggcgt gggtatggtg gcaggccccg tggccggggg
      541 actgttgggc gccatctcct tgcatgcacc attccttgcg gcggcggtgc tcaacggcct
      601 caacctacta ctgggctgct tcctaatgca ggagtcgcat aagggagagc gtcgaccgat
      661 gcccttgaga gccttcaacc cagtcagctc cttccggtgg gcgcggggca tgactatcgt
      721 cgccgcactt atgactgtct ctttatcat gcaactcgta ggacaggtgc cggcagcgct
      781 ctgggtcatt ttcggcgagg accgctttcg ctggagcgcg acgatgatcg gcctgtcgct
```

図2　GenBankフォーマットによるpBR322プラスミドの記述の例

Assembly，Golden Gate Assemblyやその他のクローニングの設計を支援してくれる（**図3A**）．またDNAクローニングのためのリソース管理を行うことができ，例えば研究室内で発注したDNAプライマーすべての管理をBenchling上で行えば，他の研究室メンバーがすでに発注したDNAプライマーで再利用可能なものについて示唆を得ることができる（**図3B**）．グループ設定によって研究室内に限定した情報共有が可能であ

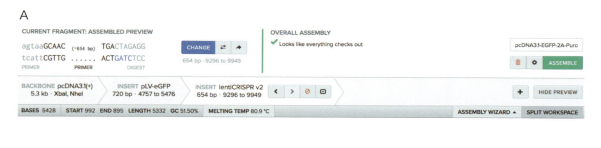

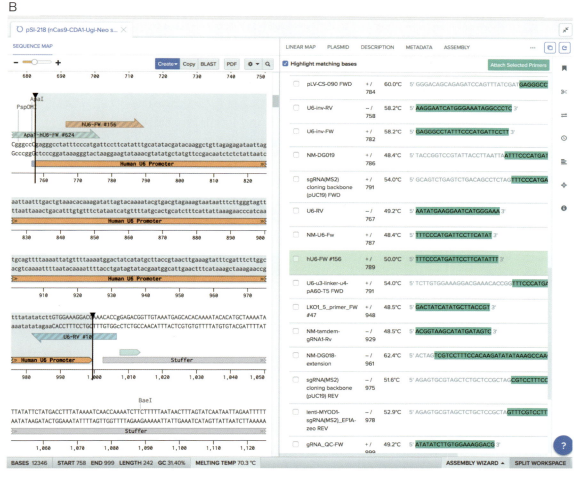

図3 Benchlingのスクリーンショット
A) Gibson Assemblyの自動デザイン.哺乳動物細胞の発現ベクターpcDNA3.1へ他の2つのDNAベクターから得るEGFP遺伝子断片およびP2A-Puromycin耐性遺伝子断片をアセンブルするデザインが自動設計されている.B) プライマーリソース活用の例.任意の領域(例ではヒトのU6プロモーター)を選択すると,プロジェクトを共有するラボメンバーのプライマーリストから対応するものが横断的に検索,表示される.(東京大学谷内江研究室の石黒宗氏から提供)

り，研究室の外に情報を共有したい場合はパブリックリンクを生成することもできる．またDNAアセンブリ後に得られたDNAクローンの品質管理については，他のソフトウェアと同様に制限酵素によるDNA構造解析を行った際の電気泳動像のシミュレーションやサンガーシークエンシングデータの統合管理を可能にしている．

このように，長鎖DNA合成の自動化のためには，少なくとも材料および目的となるDNAの情報を不足なく記述する標準言語とそれを取り扱うよいソフトウェア群があり，データベースリソースも豊富である．またこれらをクラウド上で取り扱うようなフレームワークも開発されている．DNA合成に欠かせないPCR反応に関しては古くから最適なDNAオリゴプライマーを自動でデザインするアルゴリズムは多く開発されており，DNAアセンブリプロトコールの一部を自動生成するアルゴリズムも登場した．またDNA合成，アセンブリ，DNAクローニングのプロセスのために使用する機器群はごく限られたものである．本誌ではCarvunisとIdekerがiPhoneのAIエージェントシステムSiriに倣って細胞のことについて教えてくれるSiri of the Cell（細胞のSiri）のデザインを議論しているが（Carvunis・Idekerの稿参照），同様に，DNAアセンブリにかかわる実験プロセスとパラメーターを動的オントロジーとして内包するAIエージェントとそれがDNA合成を指令できる自動化装置を考えることはできないだろうか？

現代の技術群を鑑みると，例えば，次のように人間の研究者が研究室内の試薬，DNAリソース情報，パブリックデータベースとリンクしたオンライン上のAIエージェントとコミュニケーションをとりながらDNAベクターの設計を依頼することは可能そうである．

研究者「ブルーライトを当てると細胞にsfGFPを発現させられるようなDNAベクターをデザインしてくれるかな？ 1週間くらいで合成できるといいな」

AI「最近はブルーライトによるGAL4DB-VVDの二量体形成がGAL4プロモーターを誘導するシステムとブルーライトによってCreタンパク質を再構成してプロモーターの方向を逆向きにするシステム

がよく使われていますが，どちらがよいでしょうか？」（トレンド解析と組合せて足りない情報の補完を求める）

研究者「発現漏れが少なそうなのでCreの再構成にしたいな」

AI「そうするとプロモーターを選択できますがどうしますか？ 現在研究室にあってよく使われているのはCMVプロモーターとEF1αプロモーターです」（周辺状況を把握しつつ状況に応じた情報の補完を求める）

研究者「どちらでもいいな」

AI「それでは両方つくってもコストが変わらないので両方デザインします．一過性のプラスミドベクターとしますか？ エピソーマルベクター，レンチウイルスベクターやPiggyBagベクターがよいでしょうか？」（具体的な可能性を提案する）

研究者「レンチウイルスベクターにしよう．薬剤選択マーカーはPuromycinで」

AI「sfGFPは現在研究室内になく，EGFPならありますがどうしますか？」（代替案を提案する）

研究者「今回はsfGFPがいいな」

AI「到着時間が読めませんがAddgeneに注文しますか？ 合成は2日かかり，10,000円程コストが高くなります」（戦略の選択肢を提案する）

研究者「急ぐので合成にしよう」

AI「急ぐのであれば，GAL4DB-VVD発現システムがPuromycinマーカーをもつレンチウイルスベクターに載っているものと必要なDNAプライマーがすでにすべて研究室にあり，こちらを用いたものはより早くできる可能性がありますがどうしますか？」（やりとりに応じて動的に最適な計画を提案する）

研究者「そっちもプランBでつくろう」

AI「このようなDNAベクターを3つデザインしましたがどうですか？」（DNAベクターマップの表示によるデザインの確認）

研究者「いいね，プロトコールをつくってくれる？」

このようなやりとりの後，AIエージェントは研究室内にある材料や購入できる材料のなかから最適な組合わせが選ばれたDNA合成戦略を出力する．PCR，制

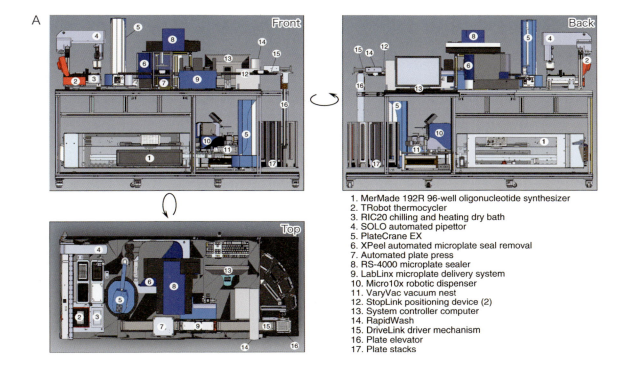

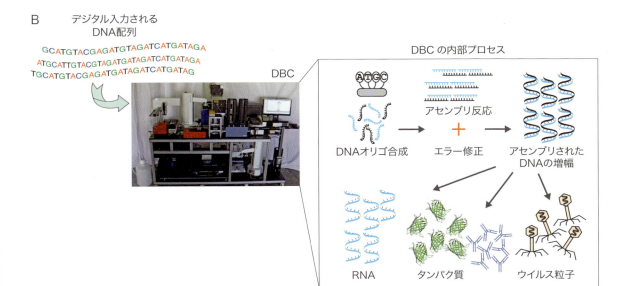

図4 digital-to-biological converter (DBC) のプロトタイプ
A) システムの全体像. B) DNAの化学合成とアセンブリを基礎に, 機能性RNA, タンパク質, ウイルスの合成等が全自動化されている. (文献14より転載)

限酵素処理，DNAアセンブリ，品質管理について詳細なパラメーターが含まれた実験プロトコールが全自動で生成され，研究者はただこの実験プロトコールに従ってDNAベクターを作成することになる．あるいは

研究者「これ全部自動化装置でつくっておいて」

とAIエージェントに対して自動化装置による合成を命令することもできるかもしれない．

　2017年には人工細胞の合成に成功したクレイグベンター研究所が立ち上げたSynthetic Genomics社のKent Bolesらが遺伝子，RNA，タンパク質を人間の介入なしに全自動合成するシステムDBC（digital-to-biological converter）のプロトタイプを発表した（図4A）[14]．DBCは入力された塩基配列やアミノ酸配列からそれをアセンブルするためのDNAオリゴ合成，アセンブリ反応，エラー修正，さらに無細胞合成系によってRNAおよびタンパク質を合成する一連のプロセスを全自動で実行するように設計された．BolesらはDBCを用いてGFPや種々の抗体タンパク質，RNAワクチン，ファージウイルスの合成等が自動化できることを示した（図4B）．このようななかで，基礎技術はソフトウェア，ハードウェアともに揃いつつあり，長鎖DNAや人工染色体についても，DNA構造が標準化言語で記述された入力をもとに高度にそれを全自動で合成するシステムもそう遠くない将来に登場するであろう．

おわりに—長鎖DNA合成の Robotic Crowd Biology

　言うまでもなく，このような研究者の目的に応じて長鎖DNA合成戦略を設計するAIと，DNAを合成する自動化システムはクラウド化することによってさらに高度化し，幅広いユーザーがその恩恵を受けられるようになる．この長鎖DNA合成のRobotic Crowd Biologyでは，ユーザーがスマートフォンやラップトップ等の端末を用いて集約型実験自動化システムのAIの支援を受けながら自分の構築したいDNAを設計し，合成を発注する．自動化システムには世界中でこれまでに構築されたDNAベクターおよび自動化システム自体がこれまでに合成したDNAリソースが集約されており，AIはユーザーの目的に応じて自動化システムが最も効率よく合成できるDNAをデザインする．ユーザーは限られた条件を指示するだけでAIからさまざまな提案を受けることができ，そのなかから適当なものを発注し，自動化システムによる合成を待って高品質なDNAを受けとることができる．自動化システムがAddgene等のDNAリソースサービスとしてもふるまい，DNAリソースサービスと区別が付かないようなスピードでユーザーにDNAを供給できれば，自動化システムは頻繁に再利用されるDNA部品についてトレンド解析を行うことができ，ユーザーからの能動的なフィードバック評価無しにそのようなDNA部品をデザインしたユーザーを自動的にクレジットしていくことが可能になる．

　先に述べた生命科学全体のRobotic Crowd Biologyと比べると，長鎖DNA合成のRobotic Crowd BiologyはDNA構造記述言語とそれを取り扱う技術基盤があることや，自動化タスクの多様性が限られておりエンジニアリングコストが低いことが，その早期実現につながるだろう．また，他のさまざまな種類の生命科学実験の自動化と比べても，現代の生命科学研究はDNAを用いた生体試料への介入実験を基礎とすることがほとんどであり，長鎖DNA合成のRobotic Crowd Biologyは依然として壮大ではあるが生命科学を根本的に加速できるという点においてもよい．

　生命科学実験の自動化に話題が及ぶと「研究者の仕事はどこに行くのか？」という議論になる．DNA合成の自動化を話題にすれば「若者がDNAクローニングについて知らなくなるなんてとんでもない」という意見も飛んできそうだ．しかしながら，振り返ってみると，ラジオアイソトープ標識によるサンガーシークエンシングや，算盤を使った表計算が滅んだことは悪いことであっただろうか？　人間はより人間にしかできない仕事を探し，より深い知識の探求とより大きな価値の創造に従事すれば良く，夜ピペットを握って黙々と実験して小さなデータを眺めることに人生の喜びを感じる科学者たちも，時代の流れに乗りながらずっと同じような営みを続けていくことに変わりはないであろう．

文献

1) Yachie N & Natsume T：Nat Biotechnol, 35：310-312, 2017
2) King RD, et al：Science, 324：85-89, 2009
3) Friedland AE, et al：Science, 324：1199-1202, 2009
4) Weinberg BH, et al：Nat Biotechnol, 35：453-462, 2017
5) Shalem O, et al：Science, 343：84-87, 2014
6) Yachie N, et al：Mol Syst Biol, 12：863, 2016
7) Boeke JD, et al：Science, 353：126-127, 2016
8) Richardson SM, et al：Science, 355：1040-1044, 2017
9) Kazuki Y, et al：Gene Ther, 18：384-393, 2011
10) Gibson DG, et al：Nat Methods, 6：343-345, 2009
11) Gibson DG, et al：Science, 329：52-56, 2010
12) Tsuge K, et al：Sci Rep, 5：10655, 2015
13) https://benchling.com
14) Boles KS, et al：Nat Biotechnol, 35：672-675, 2017

Profile

谷内江 望（Nozomu Yachie）

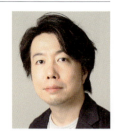

東京大学先端科学技術研究センター准教授．2009年慶應義塾大学にて博士（学術）を取得．'10年よりハーバード大学およびトロント大学博士研究員．'12年カナダNSERCが選出したバンティングフェロー（自然科学技術分野）．'14年より現職．実験生物学と情報生物学を組合わせた生物学における新しいテクノロジーを開発．

ラボオートメーション時代

LabDroid Hands-on レビュー

片岡健輔，淺原弘嗣
（東京医科歯科大学大学院医歯学総合研究科システム発生・再生医学分野）

LabDroid は双腕人型のロボットシステムにより構成される．具体的なパラメーターにより定義されたセマンティックな動作により構成されるプロトコールは実験の数値化を実現させ，人間と文字で書かれたプロトコールの組合わせでは不可能であった，実験の完全な再現が可能となった．スループットの確保，ルーチンワーク従事者，実験の再現性など，近年の生命科学研究の抱える諸問題を解決するために LabDroid が非常に有用であることに疑いの余地はない．

　読者の皆様は『汎用ヒト型ロボット "Maholo"』と聞き，どのようなロボットを想像されるだろうか．LabDroid は 2 本の腕と 1 基の胴から成る人型ロボットシステムである[1]．非常に近未来的なデザインで，空想の世界からこのロボットが飛び出してきているような非現実感さえ感じさせる．当大学における LabDroid は M ＆ D タワー 25 階のガラス張りの実験室に配置され，訪れた方々を一様に驚嘆させる（**写真 1**）．

　当大学では LabDroid を用いたエピジェネティクス研究を行っており，現在筆者は LabDroid を用いた完全自動クロマチン免疫沈降（chromatin immunoprecipitation：ChIP）システムの構築という研究テーマに従事させていただいている．研究は関係各所の先生方のご協力を賜り，非常にスピーディーに進んでいる．本研究テーマに私が取り組みはじめた 2016 年 7 月より，ChIP システムの条件検討・最適化を経て，現在は完全自動 ChIP システムとしての試運転を行いつつある．

　本稿では，上記期間における私の LabDroid 運用体験とそこから得た率直な感想を述べる．

LabDroid 運用の実際

　LabDroid は当大学においても，当然のことながら数ある実験設備のなかで異色の存在感を放っていた．よって当初，このロボットシステムを筆者が運用することが決まったときは，力不足ではないかと不安を覚えた．しかし一度運用すると，そのユーザーフレンドリーなインターフェースの数々に安心し，また驚かされた．例えば，LabDroid の起動方法である．これほどの装置ともなると，一見して非常に複雑そうに思えるのだが，①主電源を入れ，②試薬・細胞を配置し，③パソコン上に表示されるプロトコールを選択し，LabDroid にプロトコールを送信する．実験開始にはたったこれだけの操作が必要なだけであった（**写真 2**）．これならばどのような背景知識を有する研究者でも容易に扱うことが可能である．

　さらに，着目すべきは実験中の LabDroid の動作である．実験器具の取り扱いに関しては，腕の先に搭載されたマニピュレーターにより，ピペット，アスピレーターさらにはセルスクレイパーなど多様な器具を扱うことが可能である．これらは人間の動作を単に模倣しているのではなく，再現性・正確性を担保するためにプロトコールごとに最適化がなされている．

　また，複雑な実験装置の取り扱いも可能である．その最たるものが遠心機の取り扱いである．

あなたのラボに AI（人工知能）×ロボットがやってくる

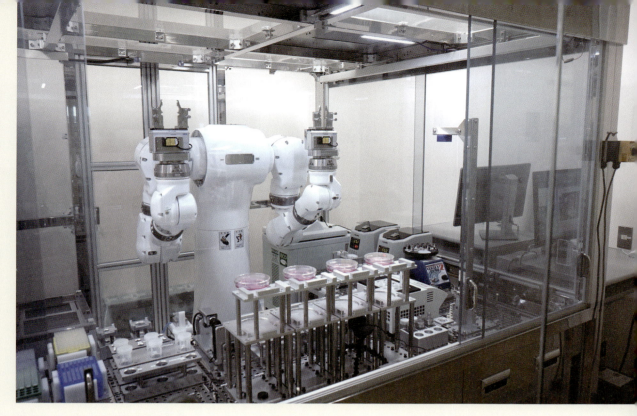

写真1　LabDroid "Maholo"
東京医科歯科大学 M＆D タワー 25 階における LabDroid を用いた完全自動 ChIP システムを示す．

LabDroid は遠心機のドアを押し開け，ローターを既定の位置まで回転させた後，サンプル・バランサーを入れ，ドアを閉じ，ボタンを押して遠心操作を実施することが可能である（**写真3**）[1]．同様に，ローテーター・ボルテックスなど多様な装置を扱うこともできる．これら動作の際に，一つひとつの動作の完了を腕の先から照射するレーザーにより，移動させた物の位置を測定することによって判定している．このようにロボット専用の治具を用いず，人間と同じ実験器具・装置を用いることにより研究者の実験の完全な再現が実現されている．

本システムを最大限活用することで，情報・工学に専門知識のない筆者にも LabDroid を用いた ChIP システムの実験条件検討や試運転を実施することができた．LabDroid を用いた完全自動 ChIP システムの詳細に関しては**片岡ら**の稿「次世代エピジェネティクス研究への展望」を参照されたい．

LabDroid への期待と課題

近年における研究の大規模化はひたすらなスループットを要求し，ルーチンワーク従事者を生んだ．また，大規模研究は研究拠点間における実験精度の誤差を生じさせ，さらには実験そのもの再現性が揺らぐ，"reproducibility crisis" が問題になりつつある[2]〜[4]．

筆者は実際に LabDroid を運用し，LabDroid の普及が実現すればこれら諸問題は一挙に解決されるだろうと実感した．その理由が LabDroid の実験プロトコルにある．一般的なプロトコルには詳細な実験動作一つひとつまでが逐一表記されない場合が多い．例えば，"ピペッティングする" という単純な動作1つピックアップしても，フォワードピペッティングなのかリバースピペッティングなのか，さらには液面にどこまでピペットチップを近づけて，どの程度の力で溶液を吸引し，また放出するのか，定義が曖昧でこれらは研究者側に判断が委ねられている．一方 LabDroid はその動作一つひとつが具体的な数値となってプロトコルに定義される．近年のダイナミックレンジが広い試薬・検出器を用いた研究において，このような単純な動作1つに着目して

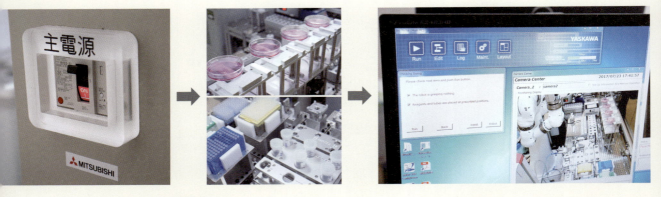

写真2　LabDroid起動手順
①主電源を入れ，②試薬・細胞を配置し，③パソコン上よりプロトコールを実行する3ステップの手順のみでLabDroidの起動は完了する．

も研究者間において誤差として反映されてしまう可能性が非常に高いため，LabDroidの反復実験間における精度と再現性が担保されることは明らかであった．

このような，具体的なパラメーターにより定義されたセマンティックな動作を組合わせて作成されたプロトコールをそれぞれの研究拠点のLabDroidにダウンロードさせることにより，人間と自然語で書かれたプロトコールの組合わせでは不可能であった，実験の完全な再現が可能となるだろう．実際に，この仮説を検証するため，LabDroidを有する国内の研究拠点間において，プロトコールを共有し各拠点において同様の研究結果を導くという検証実験が行われつつある．

一方でLabDroidの課題としてまず考えられるのが，その導入コストである．LabDroid本体とそのシステム一式の価格に加え，LabDroidがスループットの高い実験を行い続けるには試薬・細胞な

どを実験ごとに供給し続ける必要がある．この問題を解決するために，将来的にはLabDroidを集約したRCBL（Robotic Crowd Biology Laboratory）を設立し，RCBLのLabDroidの遠隔操作権を貸与する形でLabDroidを使用いただくという"Robotic Crowd Biology"というコンセプトが提唱された[1]．

また実際に運用して実感した課題としては大きく2点あげられる．1点目がLabDroidへの人間の介入の必要性に関してである．前述にも記述したが，LabDroidが実験を行うには試薬・細胞など消耗品を実験ごとに供給する必要がある．この際，試薬・細胞などは人間が調整する必要があるため，人間が必ずLabDroidの実験に介入する必要が生じている．そのため，人間の手技の誤差によるLabDroidの実験結果の誤差の生じる可能性を排除し切れない．

この点は，将来的にLabDroidの実験台に消耗品のストックを配

置しておき，実験終了時にLabDroidが自動で補充するプロトコールを開発し，人間の介入を可能な限り排除することである程度解決できる問題であると考える．

2点目が新規動作パターンの設定に関してである．LabDroidは既定の動作パターンを組合わせて新たな実験プロトコールをフローチャート的に作成することが可能であるが，動作パターンそのものを新たに設定するには，開発元の技術者の方の助力が必要となる．また，新規動作パターンを加えたプロトコールの刷新を行った場合，LabDroidの実験器具・装置の配置を最適化する必要がある場合も多々あり，この場合も開発元の技術者の方の助力が必要となる．

以上何点か課題を述べさせていただいたが，これを補っても余りあるだけのメリットがあり，最強のラボの"助っ人"となることを最後に記述させていただく．

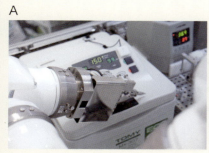 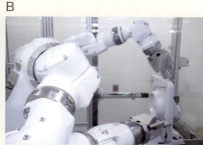 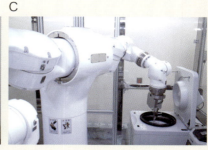
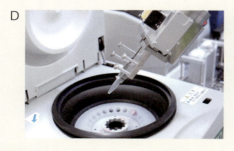 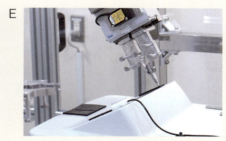

写真3　LabDroidによる遠心操作
A) 遠心機のドアを押す．B) 遠心機のドアを引き上げる．C) 遠心機のローターを既定の位置まで回転させる．
D) サンプル・バランサーを入れる．E) 遠心機のドアを閉じ，遠心機のボタンを押して遠心操作を実施する．

おわりに

本稿で紹介した通り，LabDroidが生命科学研究において非常に有用であることに疑いの余地はない．

しかしながら，LabDroidの普及により研究者がラボから必要なくなるわけではない．LabDroidはルーチンワーク・人体に有毒な試薬・ウイルス・放射線源などを扱う作業を行い，人間はその本来の役割である，研究と向き合い思案するという分業が確立する未来が訪れるのみである．

LabDroidの実験手技と人間の頭脳の組合わせは，まさに"次世代"の生命科学研究と言っても過言ではない．新たなステージに移行する生命科学研究のフロンティアに立っていると思うと，LabDroid研究者として日々，"次世代"の息遣いを感じざるを得ない．

文献

1) Nozomu Y, et al : Nat Biotechnol, 35 : 310–312, 2017
2) Baker M, et al : Nature, 533 : 452–454, 2016
3) Buck S, et al : Science, 348 : 1403, 2015
4) Collins FS, et al : Nature, 505 : 612–613, 2014

Profile

片岡健輔（Kensuke Kataoka）
2013年，東京薬科大学分子生命科学科卒業．'15年，東京医科歯科大学大学院医歯学総合研究科修士課程修了，修士（医科学）．現在は同大学院博士課程在学中．本研究の傍ら，AMED-CREST研究開発課題"腱・靭帯をモデルとした細胞内・外メカノ・シグナルの解明とその応用によるバイオ靭帯の創出"において幹細胞を用いた腱・靭帯の再生医療研究に従事．

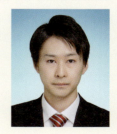

LabDroid 活用事例

LabDroidを用いた高精度プロテオミクス

松本雅記[1]，中山敬一[2]

（九州大学生体防御医学研究所プロテオミクス分野[1]／九州大学生体防御医学研究所分子発現制御学分野[2]）

プロテオーム解析のシステム生物学への利用を想定すると，より定量的で再現性の高いデータの産出が必須である．しかしながら，プロテオーム解析のための試料調製過程は煩雑であることから，さまざまな実験誤差が蓄積し，データの定量精度や再現性に大いに影響を与える．本稿では，プロテオミクス試料調製における問題点とその解決策としてのLabDroidの利用とその意義について解説する．

近年，さまざまなオミクス解析技術が発展し，網羅的な分子計測データから生命現象をシステムとして理解する試みがなされている．特に，次世代シークエンス技術が提供するハイスループットで網羅性の高いオミクス解析手法は，さまざまな生命現象をゲノム・エピゲノム・トランスクリプトームの分子情報で記述・理解することを可能にしている．その一方で，これら遺伝情報と生命現象をつなぐ原理や法則の蓄積は乏しく，われわれはいまだ生命システムへの本質的理解から程遠い状況にある[1]．このような状況を打破するためには，生命現象の実行因子であるタンパク質を総体として捉えるプロテオーム解析がきわめて重要な手段となりえる．近年，質量分析計の高性能化に伴い，プロテオーム解析法は飛躍的に進歩しており，多くの有益な情報を得られるようになり，広く普及している[2][3]．その一方で，さまざまな特性や局在をもつタンパク質を取り扱うプロテオーム解析での試料調製の手法は一般に多様でかつ複雑であることから，誰でも簡単にとり入れることができる敷居の低い手法であるとは言い難い．本稿では近年主流となっている液体クロマトグラフィー（LC）を連結したタンデム質量分析計（MS/MS）を用いたプロテオーム解析におけるワークフローとそのなかに潜む実験誤差の問題について解説し，これらを最小限に留めるためにわれわれが実施しているロボットを用いた取り組みについて紹介する．

プロテオミクスが抱える問題点

質量分析を用いたプロテオーム解析においてタンパク質をトリプシンなどの消化酵素を用いてペプチド断片にしてから解析する"ショットガンプロテオミクス"が現在の主流である．これは，トリプシン消化で生じるペプチドがさまざまな理由でLC–MS/MS解析に適していることが主な理由である．例えば，生体高分子に適したイオン化法であるESI（electro spray ionization）法ではトリプシン消化ペプチドは2価あるいは3価のイオンとして観測されやすいため，MSスペクトルからのペプチド質量の算出が容易であることに

Keyword
LabDroid，定量プロテオミクス，MRM，絶対定量，iMPAQT

加え，MS/MSスペクトル取得のためのCID（衝突誘起解離）法での開裂効率が高いなどの利点がある．近年では，高分解能の質量分析計の開発やETD（electron transfer dissociation）あるいはECD（electron capture dissociation）などの多価イオンの開裂が可能な手法の開発によってタンパク質を消化せずにそのまま質量分析計に導入するトップダウンプロテオミクスの手法も提案されているが，諸々解消すべき問題は山積しており，現時点では網羅性や感度の面でショットガンプロテオミクスに軍配があがる．

ショットガンプロテオミクスが広く普及する一方で，その原理から避けることができない問題点も抱えている．なかでも，酵素消化を含む複雑な試料調製過程はその再現性や定量性が低いことがしばしば問題視される．そもそも，タンパク質はそれぞれ固有の物性を有しており，それらを生体試料から抽出・処理する過程で何かしらのバイアスがかかる可能性が高い．試料調製過程が複雑になればなるほど，個々のプロセスで生じる実験誤差が積み重なることになり，得られる結果に大きな影響を与える．特に，酵素消化は使用する酵素の比活性や酵素―基質の比率，反応時間／温度，さらには反応溶液の組成などによって大いに左右される．また，タンパク質内では局所的な構造等の影響で酵素消化効率が高い配列，低い配列が存在するため，消化効率を高くするためには，可能な限りタンパク質を変性させる必要がある．しかしながら，消化に用いる酵素自体もタンパク質であることから，タンパク質を十分に変性させる条件では酵素自体の失活も不可避である．したがって，高濃度の変性剤（7 M程度の尿素やグアニジン塩酸塩など）を用いて変性させ，その後希釈によって変性剤濃度を落としてから酵素を加えるなどの工夫がなされているが，そのやり方は研究者によって実にさまざまであり，ゴールドスタンダード的なプロトコールはいまだ存在しない．

さて，酵素消化の完全性がどの程度，定量プロテオーム解析に影響を与えるのであろうか？単に同定ペプチド数で評価すると，酵素消化が不完全であっても影響はほとんどわからないが，個々のペプチドのLC–MSにおけるシグナル強度を評価すると当然ながら消化が完全なほど，より高感度かつ定量的なデータが得られる．

また，過剰な酵素の添加や無駄に長い消化時間は逆にシグナル強度の減少を引き起こすこともしばしば経験する．これは，非特異的なアミノ酸配列の切断や，消化反応中のアミノ酸酸化などの誘導体化，さらには疎水アミノ酸を多く含むペプチドの吸着による損失など複数の要因が考えられるが，その詳細は不明である．プロテオミクス解析における複雑な試料調製の過程で生じるエラーを最小限に留めることが，生物学的に意味のある変動を捉えるためにきわめて肝要であるが，これは実験者個人の癖や注意深さに依存することも多い．例えば，同一プロトコールの実験をくり返すことでデータが安定することが日常的に経験する．その一方で，このような実験の習熟は，実験者が何かしらのコツをつかんだ結果であるはずだが，多くの場合，習熟度が数値化・可視化できないため，他人へ伝えることが困難である．また，最近は実験再現性やハイスループット解析のための試料調製における労働的／精神的な負担なども無視できない大きな課題である．

汎用ヒト型ロボットを用いたプロテオーム解析の高精度化

このような問題点を解消する手段として，ロボット技術を用いたラボオートメション化があげられる．これまで，特定の作業を代替するロボットが開発され，ハイスループットスクリーニングや分注作業などが可能になっている．しかしながら，これらはあくまで特定作業に固定されており，生命科学研究領域で実施される多様な実験プロトコールを一気通貫して実施することは困難であった．そこで，われわれは産業技術総合研究所の夏目博士と安川電機社と共同で開発された汎用ヒト型ロボット"Maholo"を用いたプロテオーム解析技術への応用に取り組んでいる[4]．Maholoはそれぞれ7軸を有する双腕と胴体軸の計15軸を1 CPUで制御できるため，ヒトが行うあらゆる作業を容易にロボットに実施させることが可能である．実験をMaholoに実装することは，反応時間や試薬の容量はもとより，個々の作業にかかる時間，ピペットの吸引・吐出の速度や，チューブの移動や蓋開けのやり方など，あらゆる工程を数値化することとなり，高い再現性が

期待されるだけでなく，実験データに付随するメタデータとして保管および再利用可能となる．

さて，Maholoを用いるとどの程度の実験精度の向上が期待できるのであろうか？　非常に単純な作業であるタンパク質の比色定量法（BCAアッセイ）での実験誤差を評価してみた．これは細胞抽出液のタンパク質濃度を定量する際にしばしば利用される方法であり，そこで得られたタンパク質濃度がその後使用する試料量や試薬量を決める重要な情報となる．BCAアッセイでは少量（数μL）の試料を用いて反応させるため，通常1検体を3〜4のリプリケートで実施する．その間の定量値のばらつきを変動係数（CV：coefficient of variation）で評価した（図1）．異なる3人の実験者とMaholoで比較したところ，実験者間のCV値分布は大きく異なり，このような単純な作業でも大きな個人差が存在することが浮き彫りになった．偶然ではあるが，Maholoでの結果はちょうど中程度の実験者の精度と類似した結果となった．

われわれは大規模な組換えタンパク質ライブラリーを利用して大規模なターゲットプロテオミクス解析を実施する新たな手法（iMPAQT：*in vitro* proteome-assisted MRM for protein absolute quantification）を開発しており，きわめて高い精度でタンパク質の絶対定量を実施可能である[5]．しかしながら，iMPAQT法を運用するにあたって，われわれは試料調製で生じる誤差に頭を悩ませてきた．つまり，精度の高いタンパク質定量解析が可能になったとしても，試料調製の精度や再現性が高くなければ，それが生物学的な変動なのか試料調製のエラーなのか区別できないからである．また，せっかく絶対値として得られる定量結果が実験ごとに異なれば，その意義が大きく損なわれる．このような問題を解消すべく，細胞抽出液から沈殿法によるタンパク質純化，酵素消化までの一連の作業をMaholoに実装した．その際，さまざまな作業工程を細分化して個々に最適化を実施した．完成したプロトコールを用いて，同一細胞株を異なる日に試料調製を実施し，iMPAQT法による定量解析を行ったところ，きわめて高い再現性でタンパク質の定量結果を得ることが可能であった（図2）．このような実験精度の向上は，実験誤差に埋もれていた微弱なプロテオームの変

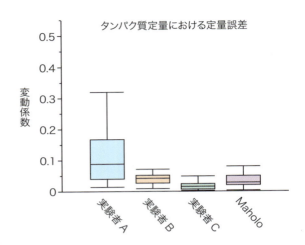

図1　タンパク質定量の実験者間とLabDroidの比較
培養細胞タンパク質抽出液を検体としてBCAアッセイ法によるタンパク質定量を実験者とMaholoにて実施した．各検体あたり3回のアッセイを実施し，データのばらつきを変動係数（CV値）で評価した．

動を捉えることを可能にし，これまで見過ごされてきた環境変化などに応答するプロテオームのダイナミクスを明らかにすることが可能である．

おわりに

今回，単純なプロテオーム発現定量解析をMaholoに実装した例を紹介したが，プロテオーム情報は細胞内局在，タンパク質間相互作用，さらにはリン酸化などの翻訳後修飾など複雑であり，今後これらの情報をより定量的に得ることが求められている．しかしながら，これらの情報は異なる実験プロトコールで試料調製を行う必要があり，それぞれのプロトコールには長年個々の研究者が習得してきたノウハウが詰め込まれている．このようなノウハウのなかには単純に文章化できるものから，簡単に説明できない，あるいはほぼ無意識に実施しているものまで存在する．したがって，従来のプロトコールの記載法ではBCAアッセイのような単純な実験でも，厳密な再現性を得ることは困難である．より定量的で再現性の高いプロテオームデータを取得するためには，行間に潜むノウハウまで拾い上

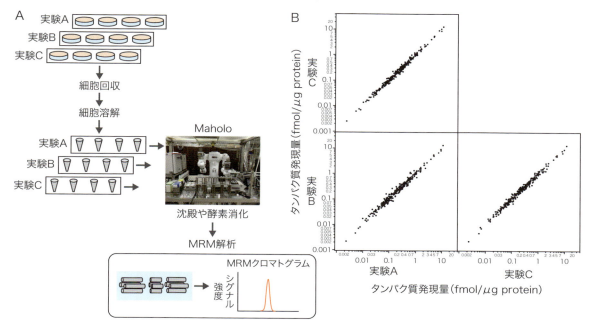

図2 Maholoを用いたタンパク質発現絶対定量のための試料調製の日間比較
A) 培養細胞抽出液からメタノールクロロホルム沈殿，BCAアッセイ，酵素消化，還元アルキル化をMaholoにて独立に3回実施した．得られた試料をiMPAQT法にてタンパク質絶対定量を行った．B) 約300種類の代謝酵素の発現量を3つの独立実験間で比較した．

げて数値化されたプロトコールを作成することと，それを元に実験を再現する装置が必須である．そのためのフレームワークとしてMaholoとその実験プロトコール作成環境はきわめて秀逸であろう．Maholoが実行可能なプロトコールはロボットに関する専門知識がなくとも容易に作成することが可能であり，かつクラウド上のサーバーを介して共有することができるため，異なる施設間で再現実験を実施することも可能となる．われわれも参画しているRobotic biology consortiumは将来的に多数のMaholoを集約させた研究拠点であるRCBL（Robotic Crowd Biology Laboratory）の形成をめざしているが[4]，ごく最近そのための試験的取り組みを九州大学で開始した．近い将来，ロボットの共有，実験プロトコールの共有，さらには統合可能なプロテオーム絶対定量値の取得法の普及などが相まって，タンパク質の定量情報に基づく生命システムの理解が飛躍的に進むことを期待したい．

文献

1) Edwards AM, et al：Nature, 470：163-165, 2011
2) Aebersold R & Mann M：Nature, 537：347-355, 2016
3) Domon B & Aebersold R：Science, 312：212-217, 2006
4) Yachie N, et al：Nat Biotechnol, 35：310-312, 2017
5) Matsumoto M, et al：Nat Methods, 14：251-258, 2017

Profile

松本雅記（Masaki Matsumoto）
1998年 福岡大学大学院理学研究科修了，'98年 九州大学生体防御医学研究所博士研究員，2001年 学術振興会特別研究員，'07年 同研究所助教を経て，'09年より同准教授．プロテオミクスに関する技術開発と応用が主な研究テーマ．常に新しい技術を開発しながら，自らがつくった技術を駆使して新しい生命科学研究のスタイルを築きたい．生命システムらしさが生まれる原理をタンパク質のダイナミクスから明らかにしたい．

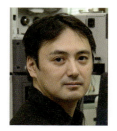

LabDroid 活用事例

次世代エピジェネティクス研究への展望

片岡健輔，松島隆英，淺原弘嗣
（東京医科歯科大学大学院医歯学総合研究科システム発生・再生医学分野）

クロマチン免疫沈降（chromatin immunoprecipitation：ChIP）はDNA-タンパク質複合体を解析するために用いられる普遍的な分子生物学的手法である一方で，その作業は煩雑で均一かつ再現性のあるデータを得るためには研究者に一定以上の技量を必要とする．われわれが開発しているLabDroidシステム"Maholo"を用いた完全自動ChIPシステムは，実験の正確性・再現性を担保するのみならず，研究者の労働時間の削減に大きく貢献できる可能性を有している．

クロマチン免疫沈降（ChIP）はDNA-タンパク質複合体を解析するために用いられる最も普遍的な分子生物学的手法であり，当研究室においても転写因子やヒストン修飾による転写制御解析などに多用している手法である[1)2)]．

ChIPは大きく分けて，①タンパク質と核酸（DNA，RNA）の架橋，②クロマチン抽出，③クロマチン断片化，④免疫沈降（immunoprecipitation：IP），⑤ChIP DNA精製の5つのステップから構成され，使用する試薬はおおよそ20種前後であり，頻繁にオーバーナイト処理も挟むことから作業行程が複雑であることで知られる[3)]．また今日の研究においてはChIPとそれに引き続く次世代シークエンサーを用いたChIP DNAのシークエンシング（ChIP-sequencing：ChIP-Seq）は全ゲノムにおける転写因子結合領域解析やヒストンコードによるエピジェネティック制御解析の分野において多用されるワークフローの1つとなっているが，適切なピークコールのためにはDNA-タンパク質間の架橋の強弱，クロマチン断片化のレンジなど，条件検討の必要がある項目は多岐にわたる[4)]．

ところで，近年においては研究の根幹であるはずの再現性が不確実となりつつあることに対して警鐘を鳴らす"reproducibility crisis"に関する報告が多数なされている[5)~7)]．ChIP，ChIP-Seqともに作業行程と検討項目が多く煩雑な手法であるため，これら報告で危惧されている再現性を担保するためには，研究者に一定以上の技量を必要とする．そのため，現在においても多くの研究室においてはChIP，ChIP-Seqの再現性・正確性が担保できない点がしばしば問題となっている．またその作業工程が煩雑であるため，ChIP，ChIP-Seqをルーチンワークとして実施する研究者はその本来の役割である研究と向き合い思案する時間を奪われるほどに労働時間が超過しているという問題が生じている．

これらはひとえに，シークエンサーの"次世代化"に対し，サンプルプレパレーションの"次世代化"が

Keyword

LabDroid，エピジェネティクス，ChIP，ChIP-Seq

あなたのラボにAI（人工知能）×ロボットがやってくる

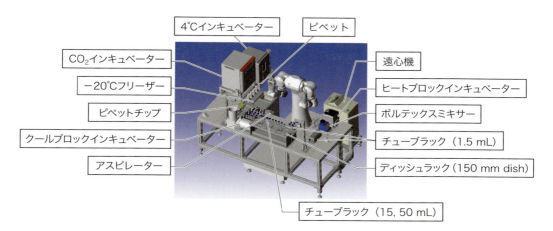

図1　LabDroid ChIPシステムレイアウト
当大学におけるLabDroidとLabDroidが用いる実験器具・装置の配置図を示す．

追いついていないことが原因であることは明白である．

以上の問題を解決し"次世代の研究"を行うため，われわれはLabDroid "Maholo" に着目した．LabDroidは2本の腕と1基の胴体からなる汎用ヒト型ロボットであり，われわれ研究者と同様な実験器具・装置を扱い，動作プロトコールを組換えることにより多様な実験操作を容易に実現できるロボットシステムである[8]．われわれは現在このLabDroidシステムを用いて，ChIPを細胞固定からChIP-Seqライブラリー作製まで一気通貫して実行できる完全自動ChIPシステムの開発を行っている．本稿においてわれわれは，現在構築しつつあるLabDroidを用いた完全自動ChIPシステムに関して紹介する．

LabDroid ChIPシステム概要

当大学におけるLabDroidは細胞の固定・回収からIP，ChIP DNA精製，ChIP-Seqライブラリー作成までを一貫して行うことを想定して，ピペット，CO_2インキュベーター，4℃インキュベーター，遠心機，ブロックインキュベーターなどの実験器具・装置が設置されている（図1）．これらの実験器具・装置はLabDroid用の特注品ではなくわれわれ人間が通常用いている実験器具・装置と全く同じものである．これらをLabDroidは腕の先に搭載されているマニピュレーターをもって操り，人間同様のピペッティングやセルスクレイパーを用いた細胞回収などの複雑な実験動作が行えることが特徴である[8]．

現在このようなLabDroidの動作パターンをシームレスに組合わせることにより，ChIPにおける複雑な一連の実験操作を実現しつつある．例えば5 mLピペットを用いてホルムアルデヒド固定液を加え，グリシンで失活させ，セルスクレイパーにて細胞を回収することにより，ChIPサンプル作製の第一段階を実現しつつある．これらの動作はプロトコールメーカーと呼称されるソフトウェアにより設定される．プロトコールメーカーにおいては，前述の個々の動作がソフトウェアインターフェイス上のカラムに割り当てられており，そのカラムを組合わせることによりにワークフローを作成し，直感的にLabDroidの動作プロトコールを作成することが可能となった（図2）．

LabDroid ChIPシステムを用いたプロトコールの最適化

前述のようにChIPは大きく分けて，タンパク質と核酸の架橋，クロマチン抽出，クロマチン断片化，IP，ChIP DNA精製からなる5つのステップから構成され，使用する試薬はおおよそ20種程度であり，その作業行程が複雑であることで知られる[3]．このようにChIPは

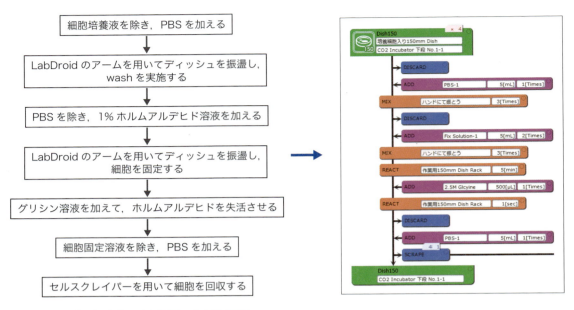

図2 LabDroidを用いた細胞固定
プロトコールメーカーを用いて，LabDroidの動作パターンを組合わせて細胞固定のワークフローを作成する．

非常に多数の試薬と実験操作が含まれる煩雑な研究手法の代表例と言っても過言ではない．このような研究手技を実施する場合，同じプロトコールを用いて実験していても，博士号を有する熟練の研究者と研究室に入ったばかりの学生ではその結果や反復実験間の誤差が異なる場合があることは，われわれだけでなく多くの研究者が経験的に感じていることかと思う．その理由は端的かつ単純に言えば経験の差であるが，この"経験"という非言語的な知識である暗黙知が各実験ステップにおいてその精度の維持に重要であり，実験者ごとの誤差に結びついた結果であることを強く示唆する．

ChIPのなかでも多用され，さらに暗黙知を有する実験操作としてクロマチン断片化があげられる．クロマチン断片化のステップはIP効率に直接的に影響するクリティカルなステップであるが，それゆえに高い実験精度が必要である．場合によっては抗体・細胞種ごとに条件検討が必要となるため，ChIP自動化の大きな障害の1つであると考えられる．われわれは前項で紹介した方法で，LabDroidのクロマチン断片化の動作パターンを作成し，その運用における最適化を実施している．

われわれが開発しているLabDroid ChIPシステムはMNase (micrococcal nuclease) を用いてクロマチン断片化を実施する．この際にプロトコールメーカーを用いてインキュベーション時間やMNase量を逐次変更することが可能となっている．これら条件を実験精度を維持したまま条件検討することにより，抗体・細胞種ごとに最適な実験条件を導き出すといった動作のマイナーチェンジも可能となった．

現在われわれはLabDroidを用いてヒト乳がん由来細胞株MCF-7に対するMNaseによるクロマチン断片化の最適な条件を検討している．将来的には人間同様の実験器具・装置を用いてChIPを完全に実施するための動作プロトコールの構築と最適化を経て，完全自動ChIPシステムを完成させていく計画である．

おわりに

近年における研究の大規模化は，膨大な分子情報を網羅的に解析する"オミクス"とよばれる分野を分子生物学のさまざまな側面において形成するに至った．特にエピジェネティクス研究の分野においてはこの進

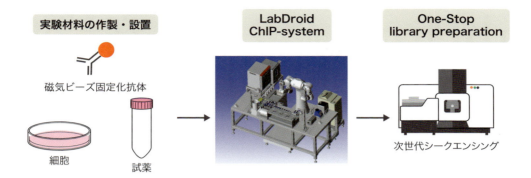

図3 LabDroidによる完全自動ChIPシステム
LabDroid ChIPシステムを用いることにより，精度・再現性を担保したChIP・ChIP-Seqが将来的にはルーチンで可能となる．

展が目覚ましく，ChIP-Seqを多用したヒストン修飾や転写因子結合領域に対しての全ゲノムにおける網羅的解析がごく一般的な研究手法となりつつある．このような大規模研究は通常，多数の研究室間や研究拠点間において行われることが多いが，それら研究室間・拠点間において実験結果に再現性・整合性を得ることができない場合がしばしば起こりうる．

本研究においてわれわれは，LabDroidシステムにより実験における動作をプログラムを用いて正確に定義し，これまでは数値化できない精度であった"暗黙知"を有するChIPプロトコールを構築しつつある．本システムは将来的に，細胞，磁気ビーズ固定化抗体，各試薬を設置さえすればOne-Stop（一元化）でChIP-Seqライブラリーを作成する完全自動システムとして運用される予定である（図3）．また本研究により作成されたプロトコールとレイアウトをLabDroid間において共有することで，エピジェネティクス研究のエキスパートではない人間が操ったとしてもLabDroidは一定の品質を保ったサンプルを出力することが可能となり，研究室・拠点間の実験結果に再現性・整合性を担保することが可能となるだろう．

さらに，本システムはエピジェネティクス研究の分野における，ChIP-Seqによる網羅的なヒストン修飾・転写因子結合領域解析への活用のみならず，本ChIPプロトコールを応用したRNA免疫沈降（RNA immuno-precipitation：RIP），種々のCLIP（cross-linking immunoprecipitation），IP-western blottingなどの多様なサンプル調製への発展も期待できる．

以上，本研究を通じて精度・再現性を担保したChIP・ChIP-Seqなどを軸とした網羅的エピジェネティクス解析がルーチンで可能となる未来への展望が開けつつある．

文献

1) Suzuki H, et al：Proc Natl Acad Sci U S A, 113：7840–7845, 2016
2) Kayama T, et al：Mol Cell Biol, 36：1297–1309, 2016
3) Carey MF, et al：Cold Spring Harb Protoc, 2009：pdb.prot5279, 2009
4) Kidder BL, et al：Nat Immunol, 12：918–922, 2011
5) Baker M：Nature, 533：452–454, 2016
6) Buck S：Science, 348：1403, 2015
7) Collins FS & Tabak LA：Nature, 505：612–613, 2014
8) Yachie N & Natsume T：Nat Biotechnol, 35：310–312, 2017

Profile

片岡健輔（Kensuke Kataoka）
2013年，東京薬科大学分子生命科学科卒業．'15年，東京医科歯科大学大学院医歯学総合研究科修士課程修了，修士（医科学）．現在は同大学院博士課程在学中．本研究の傍ら，AMED-CREST研究開発課題"腱・靭帯をモデルとした細胞内・外メカノ・シグナルの解明とその応用によるバイオ靭帯の創出"において幹細胞を用いた腱・靭帯の再生医療研究に従事．

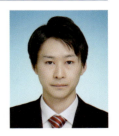

LabDroid 活用事例

LabDroid における高精度実験手技（エクソソーム実験）

三賀森 学[1]，江口英利[1]，原口直紹[1]，水島恒和[1]，夏目 徹[2][3]，
土岐祐一郎[1]，森 正樹[1]
（大阪大学大学院医学系研究科消化器外科学[1]／産業技術総合研究所創薬分子プロファイリング研究センター[2]／
ロボティック・バイオロジー・インスティテュート株式会社[3]）

汎用ヒト型ロボット "Maholo"（LabDroid）は，プログラミングにより熟練技術者の手技を
再現可能である．これらの活用は，高精度な均一な手技による再現性の向上や，バイオセーフ
ティーに関する問題の解決も期待できる．本稿では，LabDroid とヒトの手技において血清よ
りエクソソーム・RNA 抽出を施行し，その実験精度を検討したので報告する．

現在の生命科学研究の発展は目覚ましいものがあり，さまざまな測定技術の出現によりタンパク質やゲノムなど多岐にわたり解析が可能となってきている．一方で，研究に必要な手技は実に多様化している．がん研究においては，多くのがん患者から得られるさまざまな臨床検体を用いてゲノム研究などが行われることでさらなる新知見の獲得が期待され，またオーダーメイド医療（プレシジョンメディシン）の実現に向けても，リアルタイムでの検体の解析は不可欠となってくる．しかし，臨床検体の正確な解析においては，検体のクオリティ維持のため臨床現場での速やかな検体処理が必要となり，マンパワーの不足のみならず，施設や技術者間，また検体を扱う環境の違いが問題となることがある．実際に，他の研究室で可能であった実験手技が自研究室では再現が不可能であることもしばしば経験される．また，バイオセーフティーの観点からも，有害な試薬を用いる実験では暴露による人体への影響も懸念される．

これらの問題を解決する可能性として，実験ロボットの活用が注目されている．産業技術総合研究所と株式会社安川電機が共同開発した汎用ヒト型ロボット "Maholo"（LabDroid）は，バイオメディカル領域への応用が試みられており，熟練技術者の代理となることが期待される[1]．

本稿では Maholo を使用した血清からのエクソソーム抽出および RNA 抽出を行い，研究者との抽出精度実験の結果と，今後の発展性について概説する．

LabDroid と研究者の検体処理精度の比較

Maholo は 7 つの関節を有する 2 本の腕を持ち，ヒトと同じ腕の動きを再現できることが最大の特徴である（**写真**）．熟練技術者の操作をもとに，それをプログラム化することで技術者と同じ操作を反復できるシステムで，ミリ単位での動作の調整が可能であり，より正

Keyword

LabDroid，汎用ヒト型ロボット，検体処理，エクソソーム，RNA

あなたのラボに AI（人工知能）×ロボットがやってくる

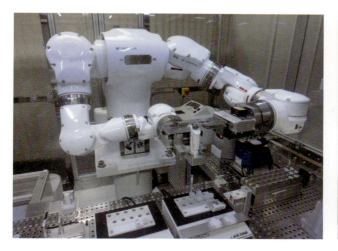 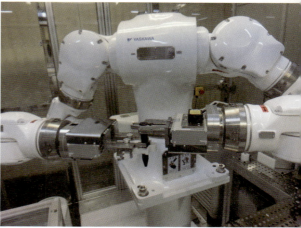

写真　Maholoによる作業（筆者撮影）
ピペッターの使用による試薬の分注（左）．コニカルチューブのキャップの開閉（右）．

確な手技の実現が期待できる．Maholoの作業ではわれわれが従来から用いている実験器具を使用できることから，ヒトの行うさまざまな操作をプロトコール化し応用することは容易である．

近年，がんの早期発見や治療効果判定・再発予測にリキッドバイオプシーの確立が求められており，血液中の腫瘍由来DNAやRNA，microRNA，また各種細胞から分泌される小胞体であるエクソソーム等がターゲットとして注目されている[2)3)]．そこでわれわれは，血清検体からのエクソソーム抽出作業およびRNA抽出作業のプロトコールをMaholoにプログラミングし，その抽出精度を研究者の手技と比較した．実験方法として，同一血清検体を等分したものを用意し，4サンプルずつを4回施行した計16サンプルの結果を比較した．ボルテックスや遠心機，ピペッターは従来使用しているものと同様のものを用いて行った．プロトコール上のボルテックスの時間や遠心時間などはヒトとMaholoで統一した．Maholoの操作者は，サンプルや試薬を初期位置に設置しコンピューター画面上でプロトコールを選択し実行するのみで，各工程の作業は自動で行った．ヒトの操作は4名の研究に従事している大学院生が行った．Maholoおよびヒトの操作により抽出したエクソソームとRNAは，一人の熟練技術者が盲検下に各assayを行い評価した．エクソソームの抽出量はBradford protein assayにてタンパク質量に換算して評価を行った[4)]．また抽出したRNAは外因性コントロールとして加えたcel-miR-39をqRT-PCRにて発現量をCt値にて評価した[5)]．エクソソームの抽出量およびcel-miR-39のCt値のバラつきを変動係数にて示した．本実験ではエクソソーム抽出はExoquick Exosome Precipitation Solution（System Biosciences社）を用いた[6)]．RNA抽出にはmirVANA PARIS Kit（Ambion）を用いて，1 nMのcel-miR-39を1 μLを外因性コントロールとして加えた[7)]．

結果を図に示す．エクソソームの抽出量は両群で同等であったが，変動係数はヒトによる操作よりMaholoの方が小さかった．またRNA抽出においても，外因性コントロールとして加えたcel-miR-39のqRT-PCRでのCt値は，エクソソーム抽出と同様に変動係数はMaholoの方が小さかった．これらの結果より，Maholoによる操作はヒトによる操作より正確に行えることが示された．

LabDroidによる生命科学研究の将来への期待

Maholoは現在，全国に数施設導入されており，各施設において基礎研究が行われている．Maholoの大

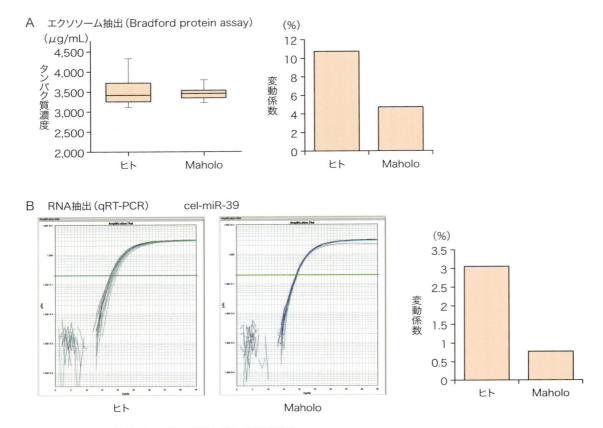

図　エクソソーム抽出量の評価（測定値と変動係数）
A）抽出したエクソソーム量（タンパク質量換算）の変動係数がMaholoの方が小さかった．B）qRT-PCRによるcel-miR-39のCt値の評価（測定結果と変動係数）．変動係数はMaholoの方が小さかった．（筆者作成）

きな利点として，ネットワークによるプロトコールの共有化があげられる．熟練技術者においても個人による操作の微妙な差があり，大量の検体処理や多施設でオンサイト処理を行う場合にはその差が問題となることがある．しかし，Maholoにおいてはプロトコールの共有化により全国の各拠点で均一化された手技によるサンプル処置や解析が可能となり，このことにより大量のデータ解析が高精度に行えるようになる．現在，多くの施設で実用化されている「専用機」は多量の検体を高精度かつ高速に処理することが可能である．しかし，専用機は1つの作業のみ施行可能であり，新しいプロトコールが開発されるたびに対応することは困難である．その点，Maholoでは新規プロトコールの導入や改変などがすみやかに行えるといった利点があり，またネットワークで接続することで1つの大きな群集として解析を行うことが可能である．また現在一部の研究所でしか行われていない技術の移転も容易となることを意味し，全国での研究技術レベルの底上げにつながると考えられる．

　Maholoの普及や安定性の確立がさらにすすめば，基礎研究の再現性や信頼性の向上にもつながり，くり返し必要となる実験にかかる時間とコストを削減できる．これらは再現不可能性問題や，余剰資材の有効活用などの問題を解決する手段となり得る．実験手技をMaholoに任せることで，研究者は本来の目的である新たな知見の獲得や研究計画の創造など知的活動に専念できる環境の実現が期待される．

文献

1) Yachie N & Natsume T：Nat Biotechnol, 35：310-312, 2017
2) Mikamori M, et al：Sci Rep, 7：42339, 2017
3) Kalluri R：J Clin Invest, 126：1208-1215, 2016
4) Katsuda T, et al：Sci Rep, 3：1197, 2013
5) Sugimachi K, et al：Br J Cancer, 112：532-538, 2015
6) Umezu T, et al：Oncogene, 32：2747-2755, 2013
7) Kosaka N, et al：J Biol Chem, 285：17442-17452, 2010

Profile

三賀森 学（Manabu Mikamori）

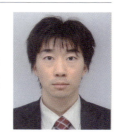

2007年弘前大学医学部医学科卒業．7年間の初期研修，外科後期研修の後に研究に従事し，2017年大阪大学大学院消化器外科博士課程修了．大学院での主な研究テーマは膵がんの抗がん剤耐性の機構解明．エクソソームやmicroRNAを中心に研究を行っている．

ラボオートメーション時代

英国における合成生物学とラボオートメーション

武藤-藤田 愛
(奈良先端科学技術大学院大学)

生物の機能を部品のように組合わせて有用生物を創る，そんな技術を目指す分野が合成生物学である．英国は合成生物学を次の時代の革新技術と捉え，2014年に£10M（約14億円）を投じて5つの合成生物学拠点を設置した．その拠点の1つであるEdinburgh Genome Foundry（EGF）では，DNAアセンブリを完全自動化するラボオートメーションシステムを構築している．本稿では英国における合成生物学の取り組みと，ラボオートメーション化の現状について述べる．

「工場で機械を造るように生物を創る．」読者の皆様は，そんな未来を想像したことはないだろうか．合成生物学（synthetic biology）は，生物の機能単位を部品のように組合わせることで有用生物を創成することをめざす学問である．

2010年，J. Craig Venterらは化学合成されたゲノムDNAを保持するマイコプラズマ細胞の自己増殖に成功した[1]．遺伝的に受け継がれたものではない人工DNAが細胞の設計図として機能することを示したこの成果は，人が生物を「デザインする」未来を予感させるものであった．

これまでの分子生物学の発展により，さまざまな生物の遺伝子や制御因子のDNA配列情報が蓄積されている．遺伝子工学が既存生物の「改変」を目的とするのに対し，合成生物学は種を越えて遺伝子を組合わせ，全く新しい生物を「創成」することをめざす．先行する成功例としてあげられるのが，2006年に発表されたアルテミシニン（artemisinin）の半合成の研究である．Jay D. Keaslingらは，植物由来の抗マラリア薬アルテミシニン前駆体について，合成経路を酵母で再構築することにより，高効率生産を可能にしたと報告した[2]．欧米では合成生物学が農学，物質再生，バイオ燃料，医薬などの広い分野に「新たな産業革命」をもたらすとの期待感から，積極的な投資が行われている．

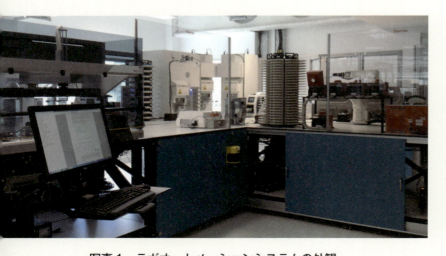

写真1 ラボオートメーションシステムの外観

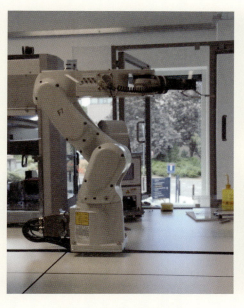
写真2　ロボットアーム

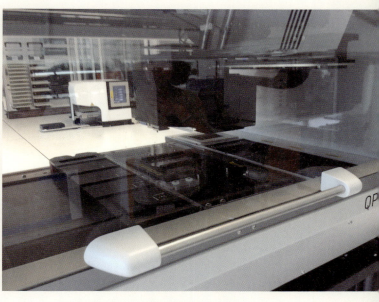
写真3　全自動コロニーピッカー
寒天培地への培養液の塗布とコロニーピックを行う．

しかしながら，合成生物学を産業的価値に結びつけるには乗り越えるべき課題も多い．これまでに蓄積された遺伝子情報は，各生物種の保持する遺伝子機能を個別に特定してきた成果であり，他の生物に移植した際に同様の機能発現が得られるかは未知数である．また，複雑な生物システムにはいまだ解明されていない部分も多く，デザインした通りに機能が発揮されるという保証はない．有用生物の創成に至るまでに，研究者は数多くの試行をくり返す必要があるだろう．

英国の研究者らは，実験操作の自動化によりこの問題に挑戦しようとしている．作業工程の自動化によってハイスループットな試行を可能にすることで，有用生物の創成を加速しようというのである．筆者は2016年7月に英国を訪問した際，英国の合成生物学拠点の1つであるEdinburgh Genome Foundry（EGF）を見学した．本稿では英国における合成生物学への取り組みと，ラボラトリーオートメーション（ラボオートメーション）化の現状について述べる．

EGFのラボオートメーションシステム

英国政府は合成生物学を，英国がグローバルリーダーとなり得る「8つの偉大な技術」の1つとし，2007年頃より総額£74M（約105億円）以上を投じてこの分野の推進に取り組んでいる[3]．2014年，Biotechnology and Biological Sciences Research Council（BBSRC）は£10M（約14億円）を投じて，英国内に5つの合成生物学拠点を設立すると発表した．その拠点の1つが，エディンバラ大学に設置されたEGFである．EGFが備える最も特徴的な設備は，DNAアセンブリの工程を完全自動化したラボオートメーションシステム（**写真1**）である．

合成生物学では，生物の機能単位（biological parts，以下Parts）を組合わせ，目的の機能を実現する「回路（circuit）」を人工的にデザインする．Partsの実体である遺伝子コード領域や核酸タグ，転写ユニット，マーカー等のDNA配列を組合わせるには，DNA断片をつなぎ合わせるDNAアセンブリが標準的なプロセスとなる．アセンブリプロトコルのスループットを上げることが，目的のDNAを得られる公算を高めるが，手作業で処理できる数には限りがある．人に代わりプロトコルを実行するラボオートメーションの実現は，スループットの向上，人的エラー

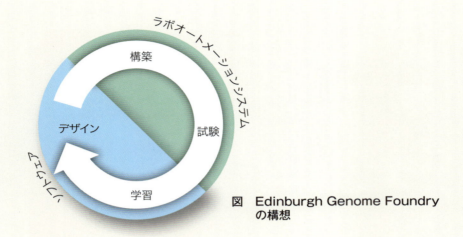

図　Edinburgh Genome Foundryの構想

の低減およびコスト削減をもたらすと期待される．

　DNAアセンブリにおいて標準的な一連の工程は，DNA断片の増幅，ライゲーション，大腸菌の形質転換，寒天培地への植菌，培養，コロニーピッキング，核酸抽出，制限酵素による消化，そして電気泳動からなる．EGFのラボオートメーションシステムは，サーマルサイクラー，全自動分注機，コロニーピッカー（写真2），超微量分注システムおよびインキュベーター他を備えており，システム内の機器によって前述のすべての工程が完結する．アーム付きのロボット（写真3）がサンプルをバーコードにより識別して次の工程の機器へ順次搬送することで，アセンブリプロトコルがシームレスに実行される．電気泳動の結果をソフトウェアが判定し，デザイン通りにPartsの並んだDNAを保持する株を選別する．研究者はデータベースからPartsを選び，並び順をデザインしてソフトウェアに与えるだけで，機器に触れることなく目的のDNAが得られる構成となっている．

　現在，このシステムの利用はEGFと協定を結んだ機関からの受注に限られているが，将来的にはアカデミアや産業界からの受注を予定しているという．EGFではこの他にロングリードシークエンシング，質量分析，qPCR，マイクロファーメンテーションの機器を備えている．将来的な展望として，これらによる評価を組み込んだパイプラインの構築により試行データを蓄積し，機械学習を利用して最適なデザインを提案するソフトウェアの開発を挙げている．「デザイン→構築→試験→学習」（図）という研究過程が，ラボオートメーションシステムとソフトウェアによって自動で循環するシステムが実現すれば，機械が人の手を借りずに有用生物を創り出す未来が現実のものとなるかもしれない．

おわりに

　生物の部品を組合わせて機能させるまでには乗り越えるべき技術的課題も多く，合成生物学が有用生物の創成に直結するかは未知数である．しかしながら，少なくとも「プロトコールの反復工程を自動化する」技術は，実験生物学の領域で優勢となる可能性が高い．英国の合成生物学推進の取り組みとそれに伴うラボオートメーション技術の開発には，国際標準規格の確立や技術先行性による市場での優位性を獲得しようという狙いが見受けられる．

　今後，自動化システムの採用によって，膨大な数の遺伝子操作実験を行うことが可能になると予想される．ハイスループット化によって得られる実験データの蓄積が，生物学にどのような新たな知見を与えるのか，注目していきたい．

　なお，筆者のエディンバラ大学訪問はDr. Meriem El Karouiの助力により実現し，EGFについての詳細はDr. Hille Tekotteにご説明をいただいた．改めて感謝申し上げる．

文献

1) Gibson DG, et al：Science, 329：52-56, 2010
2) Ro DK, et al：Nature, 440：940-943, 2006
3) Technology Strategy Board. (2012) A Synthetic Biology Roadmap for the UK

Profile

武藤-藤田　愛（Ai Muto-Fujita）

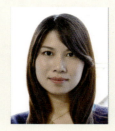

2004年，信州大学理学部卒業．'06年，京都大学大学院理学研究科修士課程修了．'08年，米ボストン大学バイオインフォマティクスプログラムにてリサーチスカラーとして勤務．'12年，京都大学大学院理学研究科博士課程単位取得退学．'13年，同大にて博士（理学）取得．'14年より奈良先端科学技術大学院大学バイオサイエンス研究科助教．専門はバイオインフォマティクス，システム生物学．現在は大腸菌の変異体ライブラリを用いた網羅的解析に従事．

LabDroid 活用事例

ラボ内での全自動進化実験システムの構築

古澤　力 [1)2)]，前田智也 [1)]，堀之内貴明 [1)]

（理化学研究所生命システム研究センター [1)] / 東京大学生物普遍性研究機構 [2)]）

微生物を用いた進化実験は，表現型─遺伝子型対応の定量解析や，進化可能性とその制約の理解など，進化研究の新たな展開をもたらしつつある．本稿では，ラボオートメーションを活用した全自動進化実験システムの構築と，その応用例について紹介する．

進化遺伝学者であるドブジャンスキーの言葉として，"Nothing makes sense in biology except in the light of evolution" とあるように，われわれが生物システムを解析し理解をするうえで，その注目する性質が経てきた進化プロセスを無視することは難しい．むろん，さまざまな生物種を対象とした進化プロセスの研究が行われてきたが，その多くが現存する生物種のゲノム配列や表現型，そして化石データに基づいて過去の進化プロセスを再構成することに主眼を置いている．そのため再構成された進化プロセスに残る曖昧さや，進化前の表現型にアクセスすることができないといったデータの不完全性に悩まされる場合が多い．また，進化プロセスが基本的に１回きりの歴史的事象であることに付随する困難さが常に存在し，例えばそこで生じた表現型と遺伝子型の変化において，何が偶然で何が必然かを判別することは非常に難しい．

こうした進化研究におけるデータの不完全性を回避し，進化プロセスがもつさまざまな性質を定量的に明らかにしうる手法として，微生物などの世代時間が短い生物種を用いた進化実験によるアプローチが注目を集めている [1)~3)]．進化実験においては，初期状態やその過渡状態に実験的にアクセスすることが可能であり，環境条件をコントロールすることにより選択圧の強さを実験的に変化させることができる．また，同一条件で複数の独立進化実験を行い解析することにより，そこでの進化プロセスにおいて何が偶然に生じた変化で，何が必然的に生じる変化であるかをある程度判別できる．さらに，超並列シークエンサーに代表される大規模解析技術の発展は，ゲノムワイドな表現型と遺伝子型の変化を高精度かつ比較的簡便に解析することを可能としており，進化プロセスの定量解析への道を拓いている．こうした利点から進化実験は，適応度の変化に寄与する表現型・遺伝子型変化の同定 [4)5)] や，進化的制約やトレードオフなど進化プロセスが従う一般的な性質を抽出する基礎研究 [6)7)]，さらには医学・生物工学分野への応用 [2)] などさまざまな分野で活用されている．

微生物を用いた進化実験の１つの特徴は，長期間にわたり同一の実験操作をくり返す必要があるなど，実験者の負担が大きくなりがちな点にある．この実験者への負担は，独立に維持できる進化系列の数に制限を加え，さまざまな環境や初期条件からの系統的な進化実験を困難にしている．それに対してわれわれのグルー

Keyword

進化実験，自動化，大腸菌，ストレス耐性

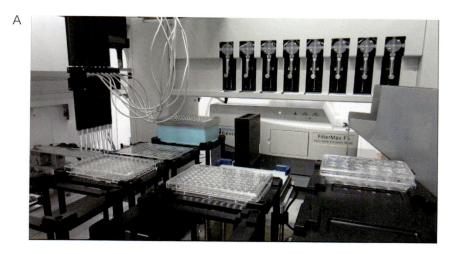

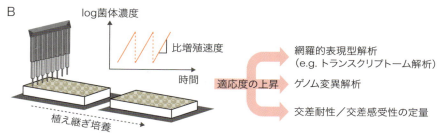

図1 全自動進化実験システム
A）システムの外観．B）植え継ぎ培養による進化実験の概念図．

プでは，ラボオートメーションを用いた全自動の進化実験システムを開発し，それを用いた進化プロセスの定量解析を行っている[8)9)]．本稿では，この自動化による進化実験を紹介し，そこから見える新たな理解についての展望を述べる．

全自動進化実験システム

図1にわれわれが構築した進化実験システムの外観とそれを用いた進化研究の概念図を示す．クリーンブース内に設置されたラボオートメーションシステム（ベックマン・コールター社製Biomek NX^P Span8）に，マイクロプレートリーダー，インキュベーター，そしてマイクロプレートホテルがコンピューター制御により接続されている．一定時間間隔で吸光度により細胞濃度を測定し，適当な植え継ぎ量を計算することにより，植え継ぎ培養による進化実験を全自動で行うことができる．インキュベーターでは44枚の96 well/384 wellプレートを培養することが可能であり，最大で16,000程度の独立培養を全自動で維持することが可能である．また，長期間にわたり細胞の入っていない培地のみの植え継ぎ実験を行うことにより，クロスコンタミネーションが生じないことが確認されている．

進化実験による大腸菌のストレス耐性機構の解析

図2にこのシステムを用いて行った進化実験の例を示す[9)]．この実験では，酸・アルカリ・アルコールなどの11種類の環境ストレスを一定の濃度加えた環境で，大腸菌の長期植え継ぎ培養を5つの独立系列で行い，耐性能が上昇していくダイナミクスを解析してい

113

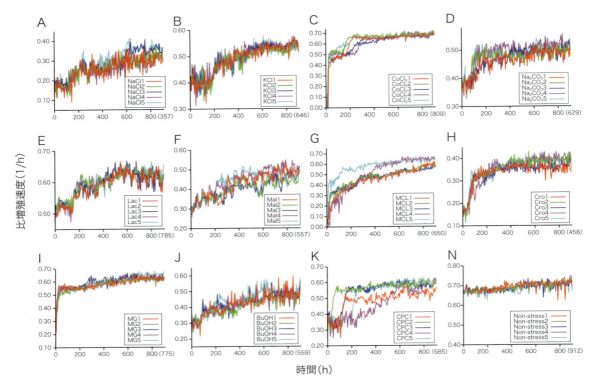

図2 進化実験システムを用いた解析例
A) NaCl, B) KCl, C) CoCl₂, D) Na₂CO₃, E) 乳酸, F) リンゴ酸, G) メタクリル酸, H) クロトン酸, I) メチルグリオキサール, J) ブタノール, K) 塩化セチルピリジニウム（CPC）, N) ストレス無しでの進化実験結果を示す．5つの独立系列で912時間の植え継ぎ培養を行っており，括弧内の値は培養期間における平均世代数を示す．

る．植え継ぎは6時間の間隔で行い，植え継ぎ直後と6時間後の菌体濃度から，比増殖速度を算出し，それをストレス耐性能の指標として用いている．図に示すように，約1,000時間（おおよそ数100世代に対応）の培養により，比増殖速度はゆるやかに上昇し，それぞれの環境に対する耐性菌の取得に成功した．

興味深いことに，ある1つのストレスに対して耐性を獲得した大腸菌が，他のストレスに対して耐性を変化させる現象（交差耐性・交差感受性などとよばれる）がさまざまなストレスの組合わせで見出された．例えばKClの耐性株は，NaClに対する耐性を上昇させる一方で，乳酸やリンゴ酸に対しては親株よりも高い感受性を示した．こうした関係性の定量から，それぞれの環境に対する耐性獲得のメカニズムの間に，どのような相互作用が存在するかを解析することが可能となる．

また，取得した55株のストレス耐性株について，マイクロアレイを用いた網羅的遺伝子発現解析を行い，簡単な数理モデルを用いて耐性能の変化との相関を解析した．結果として，ストレス耐性能（ストレス環境中での比増殖速度）の変化を特徴付ける少数の遺伝子発現量変化を抽出することに成功し，例えば10程度という少数の遺伝子発現量の変化によって耐性能が定量的に予測可能であることが示された[9]．同様の遺伝子発現量による予測は，進化実験によって得られた耐性菌を用いた解析で，抗生物質耐性能の変化でも可能であることが示されており[6]，この結果はさまざまなストレス環境での遺伝子発現量変化が，比較的低自由度のダイナミクスに拘束されていることを示唆している．

表現型解析に加え，得られた55株の耐性株についてIllumina HiSeqを用いたゲノム変異解析を行った．結

果として，それぞれの耐性株について数個程度の突然変異が固定されていることが同定された．また，同じ環境ストレスに対する耐性株において，同じかあるいは関連した遺伝子に変異が固定されている例が多く見出され，そうした変異と耐性獲得との関係が強く示唆された．そこで，それらの変異を親株ゲノムに導入することにより，ストレス耐性に寄与するさまざまな変異を確認することに成功した（詳細は文献9を参照）．

この進化実験と網羅的な表現型・遺伝子型解析を組合わせる手法は，耐性進化のメカニズムについて新たな知見を提供する．例えば，メチルグリオキサール（MG）耐性株では，制御因子である$nemR$への変異が共通に見出された．$nemR$はMGを乳酸に変換する反応に関与する$gloA$遺伝子の発現量を制御することが知られており，実際に$nemR$に変異をもつMG耐性株では，$gloA$の発現量が10倍程度上昇していた．このように，ゲノム配列とトランスクリプトームといった複数の大規模解析を進化実験と組合わせることにより，大腸菌の進化プロセスの詳細を明らかにすることが可能となる．現在，われわれのグループでは図1の全自動進化実験システムを用いて，100種類を超えるさまざまなストレス環境での進化実験と，そこでの表現型と遺伝子型変化の網羅的解析を行っている．こうした解析から，大腸菌の進化プロセスがもつさまざまな性質が明らかになると期待している．

おわりに

超並列シークエンサーなどハイスループットの解析技術と進化実験の融合は，進化プロセスの大規模定量データの取得を可能としている．特に，ロボットを活用して多系列の進化実験を行うことにより，どのような表現型・遺伝子型の変化が適応度に寄与するかを抽出することが可能となり，そこから遺伝子の機能や環境適応の分子機構など，多くの新たな知見が得られている．こうした解析は今後，医学や生物工学などさまざまな分野に応用されていくであろう．

また，進化実験の定量解析は，進化ダイナミクスがもつ一般的な性質を探求するうえでの基礎データを供給しつつある[10]〜[12]．そうしたデータから，進化プロセスにおいてどのような表現型・遺伝子型の変化が可能で，何が不可能なのか，そしてそのダイナミクスはどのように記述すべきか，といった問題について新たな理論体系が必要であり，進化実験はそのための強力なツールになると期待している．

文献

1) Elena SF & Lenski RE : Nat Rev Genet, 4 : 457-469, 2003
2) Conrad TM, et al : Mol Syst Biol, 7 : 509, 2011
3) Dragosits M & Mattanovich D : Microb Cell Fact, 12 : 64, 2013
4) Tenaillon O, et al : Science, 335 : 457-461, 2012
5) Toprak E, et al : Nat Genet, 44 : 101-105, 2011
6) Suzuki S, et al : Nat Commun, 5 : 5792, 2014
7) Horinouchi T, et al : BMC Evol Biol, 15 : 180, 2015
8) Horinouchi T, et al : J Lab Autom, 19 : 478-482, 2014
9) http://biorxiv.org/content/early/2017/05/30/143792
10) Burke MK, et al : Nature, 467 : 587-590, 2010
11) Kryazhimskiy S, et al : Science, 344 : 1519-1522, 2014
12) Furusawa C & Kaneko K : J R Soc Interface, 12 : 20150482, 2015

参考図書

「進化の謎をゲノムで解く」（長谷部光泰／監），学研プラス，2015

「生命とは何か―複雑系生命科学へ」（金子邦彦），東京大学出版会，2009

Profile

古澤　力（Chikara Furusawa）
2000年東京大学大学院総合文化研究科博士課程修了．理化学研究所発生・再生科学総合研究センター基礎特別研究員，大阪大学大学院情報科学研究科准教授，ERATO複雑系生命プロジェクトチームリーダーを経て，'11年より理化学研究所生命システム研究センターチームリーダー．また，'16年より，東京大学生物普遍性研究機構教授（クロスアポイントメントによる兼任）．専門は生物物理学（理論と実験）．

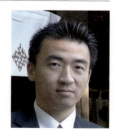

翻訳レビュー

Siri of the Cell—生物学はiPhoneから何を学べるだろうか

Anne-Ruxandra Carvunis, Trey Ideker
(Department of Medicine, University of California)

翻訳：森　秀人，谷内江　望
(東京大学先端科学技術研究センター合成生物学分野/慶應義塾大学先端生命科学研究所)

※ 本稿はCarvunis AR & Ideker T：Cell, 157：534-538, 2014より許可を得て翻訳・掲載したものとなります

現在のゲノミクスは，非常に効率よく遺伝子および遺伝子ネットワークをマッピングできるようになってきたが，これらの情報をどのように細胞モデルへと変換すればいいのかは依然としてよくわかっていない．最近のコンピューターサイエンスにおけるSiriのような知的エージェントの進歩は，このようなネットワークモデルからさまざまな細胞の表現型を予測し，生物学的な質問に答えることのできる多階層モデルの実現を示唆している．

知らない人はいないと思うが，SiriとはiPhoneのオペレーティング・システムに搭載されている仮想的なパーソナルアシスタントであり，あなたはさまざまなことをSiriに尋ねたり頼んだりすることができる．Siriはあなたの言うことを理解し，あなたの代わりにメールの送信，会議の日程調整，電話，周辺にあるホテルやレストランの検索などをやってくれる．例えば，あなたが自分の携帯に「今夜，2人で美味しい寿司を食べられるレストランを教えて」と尋ねれば，ディスプレイにあなたが今夜予約を取ることのできる近くのレストランのリストが表示される．

今のところSiriが細胞生物学について答えられることとはわずかだが，この分野のことでSiriが答えてくれたらと思うような生物学的質問は簡単に思いつくこ

とができる．例えば，

「患者Pは，XとYの突然変異とともにがんを再発したのだけど，どんな薬を処方するべきかな？」
　　——診断サポート・システムとしてのSiri[1]が，患者の治療をサポートしてくれる．
「エストラジオールで処理したSKBR3細胞は核内でどのタンパク質複合体のリン酸化変化が一番大きくなるかな？」
　　——バーチャル実験助手としてのSiriが次にすべきウエスタンブロットを提案してくれる．
「マイコプラズマは最大いくつ遺伝子をノックアウトしても生きていられるだろうか？」
　　——合成生物学者としてのSiriがミニマムゲノムを

Keyword

Siri，AI，遺伝子オントロジー

あなたのラボにAI（人工知能）×ロボットがやってくる

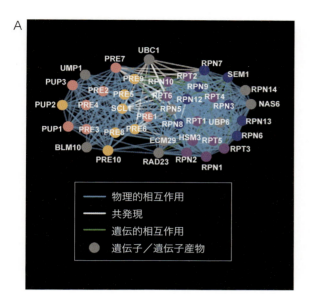
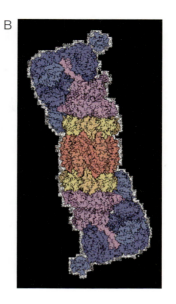
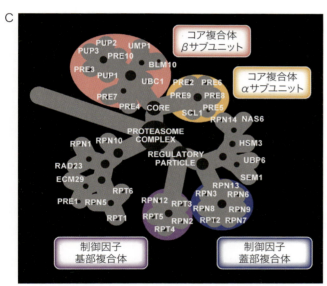

図1 ネットワークからオントロジー

A) プロテアソームの構造における3種類の遺伝子／遺伝子間相互作用のネットワーク．CytoscapeのForce Directed Layoutを用いて描画した．B) プロテアソームの立体構造（Protein Data Bank entry 4b4t），240万枚の電子顕微鏡イメージの解析から得られた部分的結晶を統合することによって得られた．C) NeXOによるプロテアソームサブコンポーネントの階層的分解．すべてのパネルにおいて色は，コア複合体βサブユニット（赤色），コア複合体αサブユニット（オレンジ色），制御因子基部複合体（青色），制御因子蓋部複合体を示している．（A, Cは文献22より許可を得て掲載，BはDavid S. GoodsellとThe Research collaboratory for Structural Bioinformatics Protein Data Bankより転載）

デザインする手助けをしてくれる．

こういった生物学の質問に「Siri of the Cell（細胞生物学のためのSiri）」がいつの日か答えられるようになる可能性があるのだろうか．われわれが手にしているSiriのような知的エージェントは，ただ単に適当な比喩としてではなく，細胞をモデル化し，生物学的な質問に答えられるようなシステムの誕生を示唆している．

細胞モデルの進化

世界中のいかなる対象を捉えるときと同様に，われわれの細胞観はわれわれが生きる時代によって変わってきた．細胞は顕微鏡の発明によってルネサンス時代に発見され，それが修道士の住居に似た壁で区切られた小さな部屋のように見えたことから，「セル（Cell）」と名付けられた[2]．その後，産業革命時の科学者たち

は細胞をエンジン，船，橋のような機械装置と同じであると考えるようになり[3]，生体力学の発展を導いた[4]．他にも，細胞は酵素の袋[5]として捉えられたり，代謝経路[6]，フィードバック経路[7]，複雑系[8]，ゲル[9]や自己複製ソフトウェアプログラム[10]の容れ物といったような多種多様な様式で捉えられてきた．

ここ15年ほどで細胞生物学に浸透したのが細胞をいわゆるネットワークとして捉える方法であり（図1A），この分野はインターネットやFacebookなどの人工的なネットワークの登場と時を同じくして花開いた．ここでは，細胞はノード（遺伝子，遺伝子産物，代謝物やその他の生体分子）が線（物理的相互作用または機能的連関性）によって繋がれた巨大なネットワークの容れ物として扱われる[11]．細胞をネットワークとして表現することは遺伝子やタンパク質それぞれの機能だけでなく，それらの機能的類似性や物理的相互作用がトランスクリプトミクスやプロテオミクスの主要な成果として同定できるようになって可能になった．

重要なノードの検出，相互に密に結合したノード群から成るモジュール構造を抽出など，ネットワーク情報の解析は，生物学的ネットワークか人工的ネットワークかにかかわらず，非常に活気のある研究分野となった．

なぜ今ネットワークを超えて 階層構造を考える必要があるのか

ネットワークは非常に影響力のある考え方ではあるが，2つの理由によって細胞の究極的な表現手法とはなり得ない．まず，ネットワークは視覚的に細胞内の見た目と似ていない．プロセッサーが正に配線でつながれているインターネットとは異なり，われわれが細胞内のどこかに遺伝子間やタンパク質間をつなぐワイヤーを観察することはない．細胞は単純なネットワーク表現では捉えることのできない要素間の多重階層構造を内包している．例えば，プロテアソームはその遺伝子機能や相互作用情報が調べ尽くされているが，このようなデータのネットワーク表現（図1A）はプロテアソームの立体的な外観とは全く異なっている（図1B）．プロテアソームを構成するタンパク質間相互作用は制御因子とコア複合体に分けられ，さらにそれぞ

れは基部と蓋部およびαサブユニットとβサブユニットに分けられる（図1C）．このような階層構造は，個々の遺伝子産物間をペアワイズに接続するだけのネットワーク表現では不明瞭になってしまう．

2つ目に，今日までに公開されている分子ネットワークの多くは何かの予測モデルではなく，物理的または機能的連関性を表したきわめて記述的な情報である．例えば，酵母ツーハイブリッド法，タンパク質アフィニティ精製法，クロマチン免疫沈降法などの技術は，タンパク質―タンパク質，タンパク質―DNA間の大規模ネットワークを得るためにしばしば用いられる手法であるが[13]，これらの静的情報はそれ自体によって細胞のふるまいを予測するようなものではない．システム生物学は，ネットワークが遺伝子機能や表現型応答を予測できるということを示してきたが[14][15]，これらは往々にして遺伝子発現量や細胞増殖速度など，特定の種類の予測に限定されている．細胞の一側面だけでなく，さまざまな表現型を予測できる細胞モデルを組み立てるには，細胞の表現型が相互にどのように関係しているか理解する必要がある．ここでも再度，階層構造というものに目を向ける必要がある．なぜなら，細胞組織は構造的な階層構造のみならず，機能的にも階層構造を含んでいるからである．例えば，プロテアソームはユビキチン化が媒介するタンパク質分解の中心的な構成要素であり，それは複雑な細胞内状態とルールに応じて細胞の恒常性，分化，死および他の運命を決定付ける．このようなプロセスの多階層性も，やはり単なるペアワイズネットワーク情報では表現することができない．

直接的なデータ表現が，必ずしもデータの意味を解釈するために最適な記述方法であるとは限らない．X線構造解析において，最も直接的なデータ表現であるX線回折パターンは二次元イメージである[16]．しかしながら，多くのこうした二次元イメージを重ね合わせて解析することによってはじめて，精巧なタンパク質の三次元構造モデルが出現し，タンパク質の動態や機能の正確な予測が可能になる．同様に，われわれが大量の分子測定データや相互作用データを効果的に統合する手法を発見することができれば，細胞の高次構造や機能の予測モデルを出現させることができるかもしれない．

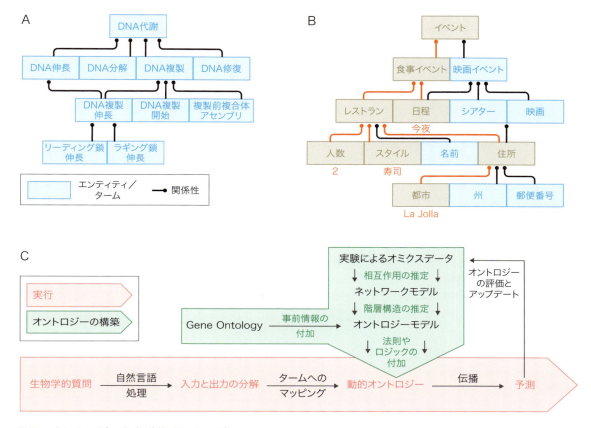

図2　オントロジーから動的オントロジーへ
A) 遺伝子オントロジーのサブセット（文献20より引用）．B) イベント計画のための動的オントロジーのサブセット（文献24より引用）赤の線とエンティティは本文中の例における動的計算を示している．C) Siri of the Cellの構築と実行に向けたあり得るロードマップの1つ．

オントロジーによって階層構造を捉える

　対象の階層構造を捉えるうえで，コンピューターサイエンスにおいて最も有効な方法はオントロジーである．オントロジーは対象を基本的な「エンティティ（実体）」のセットに分割し，エンティティ間の「関係」を定義するモデルである[17]．オントロジーという概念は，形而上学として知られる哲学の分岐として発生し，存在物の特性や世のなかのオブジェクト（物体）が必然的に当てはまるカテゴリーを取り扱う．オントロジーは2つの主要な方法によってそのネットワークモデルを構築し，拡張する．「エンティティ」は基本要素としてのオブジェクトだけでなく，いかなる意味をなすオブジェクトのグループをも指す．「関係」はエンティティ間の直接的な連関性だけでなく，あるエンティティが別のエンティティの一部となっているような入れ子構造も表現する．したがって，オントロジーは，単純なネットワーク表現では失われてしまうような高次の知識体系を明確に表現することができ，生物医学分野を含むさまざまな分野において強力な知識表現および推論システムを実現している[18)19]．

　オントロジーはGene Ontology（以下GO，遺伝子オントロジーの意）の登場によって，細胞生物学における影響力を強めてきた[20]．GOは遺伝子群，遺伝子産物群および階層構造をもつ細胞構成要素群，分子機能群，それらがかかわる生物学的プロセス群を記述した知識体系である．「GO term」とよばれるGOにおけ

るエンティティは他のエンティティで定義される階層的グループの一部となっている．例えば，生物学的プロセスの「DNA複製伸長」は，「DNA鎖伸長」の一種であり，さらにそれはより一般的なプロセスである「DNA複製」の一部である（図2A）．

現在，GOリソースは非常に巨大になっている．35,000近いGO termが65,000の階層的な関係性によってつながっており，それらは80を超える生物種を記述している．GOが生物学に与えたインパクトは計り知れない．GOを新しいデータセットや手法の検討や機械論的仮説の生成に用いていないオミクス研究をちょっと想像してみてほしい．見方によれば，GOはわれわれが有しているものなかで最も普遍的かつ普遍的に受け入れられている細胞のモデルである．

GOの1つの限界は，それが多様な科学者の努力によって世に出版された科学論文を精査することで構築されていく点である．そのためGOは，どうしてもさかんに研究が進んでいる領域の生物学的エンティティに偏るようになり，まだ知られていない，または十分な研究が行われていない細胞生物学の事象を取りこぼしてしまう．細胞生物学に関連する文献が増えるにしたがって，オントロジー構造の精査は骨の折れる作業となっており，その拡張が困難になりつつあることは明白である[21]．これらの課題に取り組むため，われわれは最近NeXOというソフトウェアを開発し，GOの階層構造が体系的な分子間相互ネットワークから計算機的に直接推定することができることを示した[22]．この研究では，GO階層構造の大部分が出芽酵母について統合されたネットワークデータから再現された．例えばプロテアソームをコードしている遺伝子および遺伝子産物のペアワイズ相互作用ネットワーク（図1A）は高い精度でプロテアソームの階層構造モデルへと変換された（図1C）．加えて，既存のGO termに当てはまらない数百のエンティティが新規に抽出され，新規あるいは精査がすんでいない分子機構の存在を示唆した．データ駆動型オントロジーは，限られた数の実験から人間の手によって直接還元される細胞の体系的モデルでは解決することのできない問題群を解決することができる．

動的かつ予測するオントロジー

専門家の知識に基づいたものであろうとデータから推定されたものであろうと，GOは生物学的エンティティの構造的な関係を表現し，意味付ける[19)23]．しかしながら，現在のGOの概念は静的なものであり，動的な生物学情報を捉えたり，細胞の表現型を予測したりすることはできない．しかしながら本来，細胞についての多階層情報を与えてくれるGOは，理論的には細胞の応答や表現型を予測できるモデルを構築するための理想的な基盤となれるはずである．

この点において，Siriは昨今の人工知能（AI）の発達にサポートされる予測可能もしくは「実行命令を伝えられる」オントロジーがどのようなものであるか考えるよい例である．Siriの核となっているのは，iPhoneに質問され得ることとその答えに関する知識を内包する一連のオントロジーである（図2B）[24]．これらのオントロジーは，地理と旅行，食事と娯楽，時間とスケジュール管理に関する知識を含んでいる．ある場面では，Siriは「食事」と「映画」の両方を取り扱うイベントプランのためのオントロジーを使う．そこでは「食事」は「レストラン」を内包し，「レストラン」は「名前」「住所」「食べ物の種類」等から構成される（図2B）．Siri以外の他のさまざまな人工知能エージェントも知識の表現，意味付けのためにオントロジーもしくは似たような構造を基盤としている[18]．例えば，2011年にアメリカの人気クイズ番組『Jeopardy!』に勝って有名になったIBM Watsonや酵母における新たな酵素の存在を明らかにしたロボットサイエンティストのAdam[25]はともに，その内部のオントロジー構造に深く依存している．そして多くの面において，これらのオントロジーはGOのような生物学的オントロジーと似た構造を有している（図2A）．それでは，これらの人工知能エージェント達はわれわれに細胞生物学のための質疑応答システムの開発方法を教えてくれるだろうか？[26]

本質的に記述的なGOとは異なり，Siriのオントロジーは動的な推論システムと融合している．

「従来の生物学的オントロジーが概念と概念間の関係を表す専門的知識の形式である一方で，動的オントロ

ジー（active ontology）とは個別の処理プロセスがオントロジーによって定義されたプロセス処理形式であり，プロセス実行環境である[24]」—動的オントロジーとは単に「エンティティ」と「関係」を表現するだけではない.「エンティティ」はその「状態」の情報をもち，「関係」はあるエンティティ群の状態に応じてまた別のエンティティの状態を動的に定義できる「アクション」に関するルールセットと紐付けられる.質問文から抽出される入力にかかわるエンティティの状態情報は段階的にオントロジーの下から上の階層へとボトムアップに伝播し，アクションルールに従って生成される上層のエンティティの状態が入力された質問の答え（入力から得られる最良の予測）として出力される.

例えば，あなたがSiriに「今夜，2人で美味しい寿司を食べられるレストランを教えて」と尋ねれば，この質問はまずいくつかのエンティティと状態に分割することからはじまって，計算されていく.食事のスタイルは「寿司」にセットされ，位置はGPS情報から得られるユーザの現在位置に，食事の人数は「2」となり，日程は「本日」となる（**図2B**）.これらの値はオントロジーの階層を伝播し，最上位のエンティティである「イベント」の状態としてレストランのリストを生成する.このイベント結果はユーザに提供されることもあれば，別のさらなる計算の入力にもなれる.このようにSiriはエンティティ間の構造的および機能的関係性によって情報を伝播させながら計算させられるシステムであり，細胞のモデル化にも示唆を与えるミューズ（女神）かもしれない.

▌Siri of the Cellに向けて

しかしながらSiriが質問に答える際に用いているオントロジーと今日バイオインフォマティクス分野で利用されているGOは大きく異なっている.GO termはそれぞれある遺伝子のセット（およびアノテーション）と関連付けられているが動的な状態とは関連付けられていない.また，GO term同士の「関係」は少なくとも遺伝子セットのアノテーションを階層的に関連づける範疇を超えてエンティティ状態のアクションルールを定義するようなものではない.それにもかかわらず，

GOとSiriや他のAIの類似性（**図2A，B**）より，われわれは後述するガイドラインに従うと細胞生物学の知的システムを組み立てることができるかもしれないと考えている.もちろん，これらのガイドラインは単なる示唆であり，その実現可能性や最適実装を見積もるためには，今後多くの研究が必要である.

いずれにしても，そのようなことを実現するオントロジーは，GOとシステマティックなデータセットから解析的に構築できるだろう（**図2C**）.データ駆動型オントロジーを構築した経験から，われわれはこのようなオントロジーの素地はタンパク質間相互作用，組織特異的遺伝子発現，共進化，そして欠失や抑制といった遺伝子操作による表現型を含むゲノムワイドデータのクラスタリングによってつくることができると考える.細胞の階層的構造を表現できるオントロジーを構築することができたら，次のステップはそれぞれのエンティティに「状態」の情報を紐付けることであろう.「状態」は必然的にエンティティを最も直接的に記述することのできる実験室で観測可能な細胞の表現型となる.オントロジーの最上位近くに位置するエンティティは「増殖」や「分化」といった全細胞レベルの表現型と紐付けられ，より下層に位置するエンティティはより分子的で少ない遺伝子間の作用がかかわるフェノタイプと紐付けられるだろう.このような上層の表現型，下層の表現型，そして遺伝子型さえも連続的な細胞の多階層オントロジーにおいて相互に連関することになるだろう.ここでは，どのようにエンティティと細胞の表現型を正確に関連付けるかということがキーになり，おそらく実験的に状態が観測不可能なエンティティは必要ないかもしれない.

もう一つのチャレンジは，オントロジー内のエンティティの状態を近くのエンティティの状態に基づいてどのように動的に計算するかということである.例えば「DNA複製伸長」の状態は，リーディング鎖とラギング鎖の両方の伸長についての情報から計算される必要があるが，それらの基礎となる関数は論理ゲート，確率関数，多項式，ロジスティック方程式を含むさまざまな形式をとりうるし，どのような関数を採用したとしても，計算に必要な最適なパラメーター群はどのように得られるのかよくわからない.これは，大量のデー

タに対する機械学習，各エンティティ固有の生物学的知識の蓄積，さらなる文献情報の調査によって乗り越えられるかもしれない．

Siri of the Cellの可能性と限界

最近のAIの生命科学への適用はここで議論されているビジョンの基礎をすでに築いている．特に，生物学および医学のための質疑応答システムはもう出現しはじめており，学生が生物学の教科書に質問することを可能にするiPadアプリを開発するプロジェクト「Inquire Biology」[27]や，疾患遺伝子に関する自然言語で問われた質問をデータベースに対する複合的なクエリへと変換する「LODQA (Linked Open Data Question Answering) Project」[28]などがある．このようなツールに動的オントロジーによって表現された細胞の階層構造を導入することによって，単なる情報検索を超えて，新しい仮説生成を可能にするシステムを誕生させることができるもしれない．

Siri of the Cellは例えば図2Cで示されるように設計できるかもしれない．最初のステップは，自然言語によって尋ねられた細胞生物学的な質問を話し手の意図に沿って入出力関係に変換することである．例えば，「DNAポリメラーゼイプシロンの抑制は細胞増殖へどのような影響を及ぼしますか？」という質問は，入力がDNAポリメラーゼイプシロン（Polε）をコードする遺伝子の発現の減少であり，期待される出力が細胞増殖に関することであると解釈することができる．2つ目のステップは，それらの入力と出力をオントロジー上にマッピングし，入力エンティティの状態を設定することである．この図の例では，Polεは「DNAリーディング鎖伸長」というエンティティの構成要素であり，したがって，このエンティティの状態はPolεの発現量減少を反映しなくてはならない．3つ目のステップでは，入力エンティティの状態に従って，他のエンティティ情報群が更新されていき，興味の対象であった形質は出力エンティティの状態から予測される．ここではPolε発現への摂動はオントロジーの上方へ伝播し，より上層にある「DNA複製」や「DNA代謝」といったエンティティに影響を与える．最終的には「細胞増殖」に対応するエンティティの状態が更新され，その予測プロセスは完了する．予測の妥当性は実験的に確かめることが可能である．このシステムがこの特定の例以外の多様な質問に答えられる可能性があることは想像に難くない[26]．

オントロジーは非常に汎用的なフレームワークであるが，これが細胞生物学のすべてを完全に捉えることができるかどうかはわからない．オントロジーの入出力に容易に対応させることのできない環境条件は表現するのが難しいだろう．また，どのように細胞モデルを人間の患者のような生体スケールに統合するか，または細胞モデルから生体スケールの現象を予測するかといった問題に将来確実にぶつかるだろう．さらに，オントロジーのエンティティとそれらの関係は一般的に静的なものとして表現されるため，このようなモデルは生物の可塑性に依存した進化に対応することができないかもしれない．

とはいえ，たとえ予測を行うオントロジーが究極的な細胞モデルとしては失敗だったとしても，一般的な生物学の質問に答え，細胞の表現型を予測するものとして十分に機能するものになることは期待できる．予測能力と現実を正確に表現する能力が同時に成り立つことはすべてのAIエージェントにとって主要な課題であり，AIは人間の心を完全に解明しているわけではないが，確実にSiriのように賢い予測を行えるエージェントは生み出されつつある．そのようなエージェントは将来われわれの心のなかを読みとれるようになるだろうか？ ついでに細胞のなかはどうだろうか？ 可能かもしれないのだ．

文献

1) 「Clinical Decision Support Systems, 2nd Edition」(Berner ES)，Springer, 2007
2) 「Micrographia」(Hooke R)，J. Martyn and J. Allestry, 1665
3) 「On growth and form」(Thompson DAW)，Cambridge University Press, 1917
4) 「Biomechanics, 2nd Edition」(Fung YC)，Springer-Verlag, 1993
5) Mathews CK：J Bacteriol, 175：6377–6381, 1993
6) Reddy GP, et al：Proc Natl Acad Sci USA, 74：3152–3156, 1977
7) Monod J, et al：Mol Biol, 6：306–329, 1963

8)「The origins of Order」(Kauffman SA), Oxford University Press, 1993
9)「Cells, Gels and the Engines of Life」(Pollack GH), Ebner & Sons, 2001
10)「Wetware: A Computer in Every Living Cell」(Bray D), Yale University Press, 2009
11) Barabási AL & Oltvai ZN：Nat Rev Genet, 5：101–113, 2004
12) Fortunato S：Physics Rep, 486：75–174, 2010
13) Chuang HY, et al：Annu Rev Cell Dev Biol, 26：721–744, 2010
14)「Probabilistic Graphical Models」(Koller D & Friedman N), MIT Press, 2009
15)「Handbook of Systems Biology」(Walhout AJM, Vidal M & Dekker J), Waltham Academic Press, 2013
16)「Introduction to Macromolecular Crystallography, 2nd Edition」(McPherson A), Wiley–Blackwell, 2009
17) Gruber TR：Comput Stud, 43：907–928, 1995
18)「Knowledge Representation and Reasoning」(Brachman RJ & Levesque HJ), Morgan Kaufmann, 2004
19)「Introduction to Bio–Ontologies」(Robinson PN & Bauer S), Taylor & Francis, 2011
20) Ashburner M, et al：Nat Genet, 25：25–29, 2000
21) Alterovitz G, et al：Nat Biotechnol, 28：128–130, 2010
22) Dutkowski J, et al：Nat Biotechnol, 31：38–45, 2013
23) Myhre S, et al：Bioinformatics, 22：2020–2027, 2006
24) Guzzoni D, et al：IEEE/WIC/ACM International Conference on Web Intelligence and Intelligent Agent Technology：417–420, 2006
25) King RD, et al：Science, 324：85–89, 2009
26) Wren JD：Bioinformatics, 27：2025–2026, 2011
27) Spaulding A, et al：Inquire for ipad.「Artificial Intelligence in Education」(Mitrovic A, et al eds), 627–627, Springer, 2011
28) Cohen KB & Kim J–D：Proceedings of the Joint Workshop on NLP & LOD and SWAIE：3–7, 2013

AI・ロボットコミュニティーレポート

AI・LabDroidと交わす言葉をつくりだす

Robotic Biology Consortium IT グループ

山本-エヴァンス 楠[1]~[3]，**谷内江 望**[1][2]

(東京大学先端科学技術研究センター合成生物学分野[1] / 慶應義塾大学先端生命科学研究所[2] / 慶應義塾大学環境情報学部[3])

生命科学実験の完全自動化を見据えたとき，実験プロトコールや実験プロセス命令における人間と機械システムの間のやりとりの難しさが課題としてあげられる．現状では，人間によって記述された実験プロトコールを実験自動化システムにそのまま理解させることはAIを採用しても極めて難しく，異なる実験自動化システムそれぞれに対して実験プロセスを指令する統一規格も存在しない．この問題を解決するためには，ソフトウェアプログラミング言語のように，生命科学の現場においても人間が（人間の使いやすい）実験プロトコール標準言語規格を採用する必要がある．

Robotic Biology Consortium

現代の生命科学は，バイオテクノロジーやバイオインフォマティクス分野の急速な発展とともに，次世代シークエンサーをはじめとする大規模先端装置が充実し，さまざまな実験において大幅な並列化，高速化が実現されている．しかしながら，依然として，試薬調製と反応，細胞培養，サンプルハンドリング等の基本的な操作は人間の手によって実施されており，これらに起因する膨大な人的労働力と時間，実験結果の再現不可能性，バイオセーフティリスク等は生命科学の大きな課題である．近年，これらの課題を解決するためにさまざまな自動化装置や実験ロボットを開発する試みがはじまっているが，依然として課題は山積

している[1]．

2016年に結成されたRobotic Biology Consortium（以下，RBC）は，すでに人間の研究者のために開発された膨大な実験機器群を取り扱うことができる汎用ヒト型実験ロボットMaholoなどの「LabDroid」群を中心に，さまざまな自動化装置のオペレーションを統一し，生命科学実験を完全に自動化することを目標に掲げている．現在RBCは「運営グループ」「ロボティクスグループ」「ITグループ」「プロテオミクスグループ」「細胞スクリーニンググループ」「エピジェネティクスグループ」「臨床研究グループ」の7つのグループから構成され，現時点で国内外30以上の研究機関から60名以上の研究者が参加している．本稿では生命科学実験自動化にお

いて，実験プロトコールを標準化して記述することの重要性と，筆者らが所属するRBC「ITグループ」において進められている実験プロトコールを標準規格化するNP100プロジェクト[2]について紹介する．

実験プロトコール標準言語

さまざまな自動化システムを統合した実験のフルオートメーション化あるいは人間と自動化システムの協調的な実験を可能にするためには，人間が記述する（プログラミングする）実験プロトコール言語の標準化が必要である．しかしながら，こうした機械が解釈可能な実験プロトコールの記述を意識すると，きわめて単純な問題が浮き彫りになる．つまり普段は意識することはないが，実験プロセス

の記述には正確な数値情報を含まない曖昧な記述が多用されている.

例えば,プロトコールに「overnight incubation」と記されていた場合,それが6～12時間の間のどのくらいの期間を指すのかは,実際には大して重要でない場合もあれば,その実験の背景やそのときの環境に大きく依存する場合もある.人間が実験を行う際にはこれまでの経験を踏まえて,自ら適当な判断を下すことができるが,自動化装置がそういった判断を行うことは難しい.「mix gently」といった撹拌の強さ等に関する表現も同様であり,人間であればボルテックスではなく,タッピングあるいは転倒混和(のどちらか適切な方)を指示されていると「想像」できるが,ロボットに対しては具体的なパラメーターを指示する必要がある.このように現状一般的な実験プロトコール記録をそのままロボットに理解させることはきわめて難しい.もちろん,曖昧な記述を実験プロセス前後の文脈や実験実行時の現場の状況に応じて適切に判断することのできる人工知能(AI)をトレーニングすることも考えられるかもしれないが,そのようなシステムの開発にはそもそも詳細なプロセスと状況が表現された適切なトレーニングデータセットが必要となる.

現状,一般的な実験自動化におけるロボットの動作は,厳密な数値情報とともにプログラミングされる.しかしながら,実験プロセスのプログラミングにはこれまでに統一された記述言語がなく,各実験自動化システムに特化したものとなっている.このため,それぞれの実験プロトコールについて,異なる実験ロボット群を相乗効果的に協調させた自動化オペレーションをその都度設計して実行できるようなシステムの構築はきわめて難しい.また(合成生物学では実際に行われるようになってきたが),任意の固定実験パイプラインであっても人間の研究者が個別の自動化オペレーション方法をすべて理解して,自らの手でそれらを組合わせるハードルも高い.これらの課題を解決するためには,ロボットを含めて異なる実験自動化機器をオペレーションするための実験プロトコールに標準言語を採用することが望ましい.またRBCでは理想的な実験プロトコール標準言語を利用した科学実験の自動化は「プロセス記述」と「プロセス−オペレーションマッピング」から構成されるのがよいと考えている.プロセス記述は,実験プロトコール標準言語によって,固有の自動化システムやロボットを対象とせず,実現されるべき各工程が電機回路のように試料,機器,動作の組合せとしてそれぞれのパラメーターとともに意味論的(セマンティック)に記述される.プロセス−オペレーションマッピングでは実際に自動化を実施するシステムに応じて各プロセスがシステム特異的な動作(ロボットアームの軌道等)に変換される.これは正に計算機において汎用的なプログラミング言語で記述されたプログラムをコンピューターに内蔵された特定のプロセッサーにおいて「コンパイル」して実行することと同じであり,実験プロトコール標準言語によって完全に自動化された生命科学実験を設計,実行することはいわば「現実世界プログラミング」である.

NP100プロジェクト

近年,Nature Protocols誌やJoVE(Journal of Visualized Experiments)誌など実験プロトコールを出版する国際ジャーナル誌が登場しつつあり,さまざまな実験についてそのステップ・バイ・ステップの手技や操作が比較的定型的なフォーマットに編集された形で手に入るようになった.RBC「ITグループ」では,Nature Protocols誌から引用数上位論文のうち生命科学実験にかかわるプロトコール論文を100報選び出し,NP100プロジェクトとしてこれらのセマンティック化を進めている.

現在実験プロトコールを任意の規格でセマンティックに記述できるソフトウェアの1つにRobotic Biology Institute社が開発するLabDroidMaholoをオペレーションするソフトウェアProtocol Maker(図)があり,あらかじめ準備されたさまざまなチューブ等のコンテナオブジェクトと動作オブジェクトをフィールドにドラッグ・アンド・ドロップしつつパラメーターを編集する形で実験プロトコールを直感的に記述することができる.とりあえず手元にある任意の規格でセマンティックに記述してしまった実験プロトコール

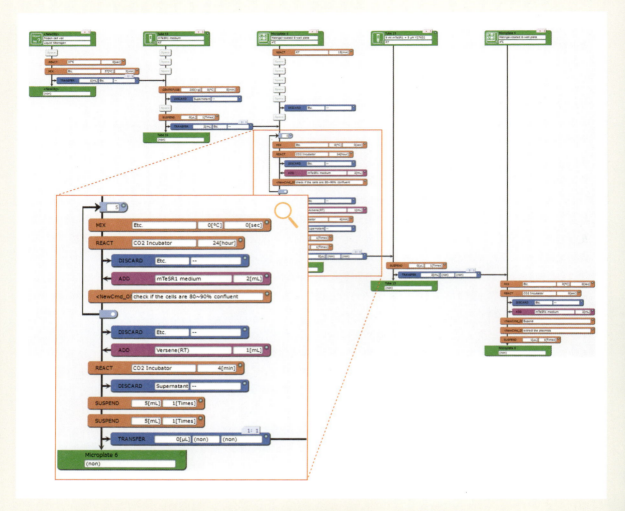

図　Protocol Maker を用いたプロトコールの記述例
インターフェースは直感的に操作しやすいように構築されている．

群は将来実験プロトコール標準言語などのより理想的な規格に一括変換することが難しくないため，NP100プロジェクトではまずProtocol Makerによってさまざまな実験プロトコール群をセマンティック化し，実験プロトコールの標準言語としての理想規格について研究開発を進めている．

2017年3月7日には，本プロジェクトの立ち上げのために第1回NP100ハッカソンとして東京都目黒区にある東京大学先端科学技術研究センターにRBCのロボティクスグループおよびITグループのメンバーから実験生物学者まで幅広い背景をもつ17名が集まり，1日をかけて25の実験プロトコールのセマンティック化を試みた（**写真**）．Robotic Biology Institute社の研究者によるProtocol Makerのチュートリアルの後，各自はあらかじめ選んでいた実験プロトコールのProtocol Makerへの移植にとり掛かった．自分が担当する実験分野に精通している参加者は，比較的スムーズに移植を進められているようであったが，普段触れない実験に関する論文を担当した参加者はたびたび手が止

まり，周りに質問をしながら取り組んでいた．ここでも，自然言語で記述されたプロトコールにおいて多くの動作が研究者間で共通の暗黙知として省略されていることが浮き彫りになった．例えば「培養細胞を継代する」という記述があった場合，普段から細胞培養の実験をしている研究者は，それが「新しい培地をあらかじめ温め，PBSをかけ，トリプシンをかけて培地を交換する」といった一連の動作を実際には行わければならないことを理解でき，それをProtocol Maker上で記述できるが，経験のない参加者にはそれが何を意味するのか想像することもできなかった．

また，ハッカソンの最後には，1日をかけて参加者が定義したチューブ，機器，動作等のオブジェクト群，およびそれら複数のオブジェクト群を束ねてPCRやプラスミド抽出等と一連のプロセスモジュールとしたものが今後の記述に再利用できるように，レポジトリサービスGitHub上にまとめられ，公開された[2]．また，参加者の一人であった北海道大学医学部学生の伊藤健史氏はProtocol Makerで記述された実験プロトコールを汎用プログラミング言語であるPython（当然さまざまなプロセスをセマンティックに記述することのできる）へ変換するプログラムの試作版をデモンストレーションし，参加者の大きな関心を寄せた．Pythonで記述された実験プロトコールをProtocol Makerの規格言語に変換することで相互に実験プロトコール群の編集が可能になること，実験プロトコールを直感的かつ効果的に編集するための新たなグラフィカルユーザーインターフェイスの開発などについても期待の声が上がった．

標準言語開発から見る現実世界プログラミング

仮に，入力された任意の実験プロトコールを完全に自動化できるシステムが存在できたとしても，毎回ユーザーがそれぞれの実験についてロボットの動作一つひとつを実験プロトコール標準言語によって正確に指示する労力は大きく，実験プロトコール標準言語が自動化システムの操作言語の範疇に止まってしまっては普段の実験室で人間の手で行われる実験をす

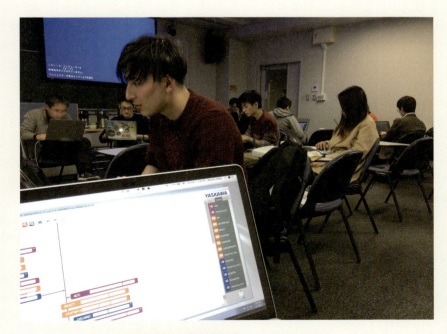

写真　第1回NP100ハッカソンの様子
移植作業にとり掛かる参加者．計17名が参加した．

127

べて自動化することはできないだろう．一方で，希望的観測でありながら大きな仮説となるのが実験プロセスの世界も，広く経済，社会現象，自然現象にみられるようなパレートの法則やジップの法則※に則るであろうということである．この世界においてごく少数の人間の経済活動が社会全体のほぼすべての経済活動を反映しているように，実験プロセスにおいても，きわめて少数の実験モジュールセットの組合せによってあらゆる実験プロセスのほとんどが構成されている可能性がある．NP100プロジェクトがNature Protocols誌から引用数上位の100論文を選定したのもこのような期待があったし，実際にProtocol Makerでセマンティック化された25の実験プロトコール群にも何度もPCR反応等同様のプロセスが登場した．

　一度セマンティック化されてしまった実験プロセスモジュール群をクラウドで管理し，他のユーザーが新たな実験プロトコールを作成する際にこれらを直感的に再利用できるようになると，かなり早い時期においてユーザーは詳細なパラメーターを必要とする新しい実験プロセスモジュールをほとんど定義しなくてよくなると予想する．また，その後それら実験プロセスモジュールのほとんどすべてについて自動化とプロセスモ

※　ジップの法則

出現頻度がk番目に大きい要素が全体に占める割合が$1/k$に比例するという経験則．パレートの法則も本質的な意味は等しい．

ジュール間の自動連携が実現される時点（特異点）においてはユーザーが完全にリモートでデザインした実験プロトコールが実験ロボット群に実行される現実世界プログラミングが可能になる．このように，多様な実験プロトコール間における実験プロセスモジュールが再利用される状況においては，それぞれの実験プロセスの重要性と市場価値が定量的に評価され，新たな自動化システムの開発戦略を効果的に設計することができるだろう．

　一方で，生命科学実験における現実世界プログラミングを可能にするためには，現実世界との有機的な連携が必要であり，実験自動化が人間の研究者の科学的営みと切り離されてはいけない．特に標準言語によるプロセス記述は直感的なインターフェースとともに，人間の研究者が日常の実験プロトコールですらきわめて自在かつ効率的に記述できるようになることが良く，この点においてProtocol Makerの操作性をさらに凌ぐ実験プロトコール編集ソフトウェアの開発が待たれる．

　しかしながら，理想ではないにしろ，あるいはしかたのないことに，実験室で人間が取り扱う実験プロトコルには「mix gently」のような曖昧な記述が許されるべきである．人間が利用する実験プロトコールに100％実験の再現性を担保する詳細なパラメーター群を記載することは，それを理解して実行する多くの人間の認知の限界からも現実的でない．したがって，

実験プロトコール標準言語は，実験プロセスのアブストラクトから実験自動化に十分な詳細なパラメーター群まで情報の粒度を階層的に表現できることが理想である．人間がこのフレームワークによって実験プロトコールを作成する際は，詳細を曖昧にしたアブストラクトとして実験プロセスを定義できるが，これが標準言語で記述されているということは，人間が記載した実験プロトコールの再現性，記述の粒度についての定量的な評価を可能とし，情報の補充の必要性を警告することを可能にする．同様に，人間のために記述された実験プロトコールを自動化する際に，自動化のために必要な詳細なパラメーター群を可視化することもできるだろう．また言うまでもなく，新たな実験自動化の設計もソフトウェアを使ってこれを行う人間にとって直感的なものになる．さらに，実行される実験の記録は実験プロトコールと直接紐づけられるようになり，実験結果と実験プロセスの評価が集約されるにつれ，それは人間の指示の範囲を超えて状況を適切に判断しながら実験計画を改善し，新たな自動化システムを設計できるAIの開発にもつながるかもしれない．

　このようにRBCでは実験プロトコール標準言語の開発が，ロボット，AIとともに生命科学あるいは自然科学全体を劇的に転換させる基礎になると考える．その理想的なビジョンに向けた道程はきわめて長いが，われわれはこの使命を全うすべくとにかく前に進む．

文献

1) Yachie N, et al : Nat Biotechnol, 35 : 310–312, 2017
2) https://github.com/robotic-biology/np100

Profile

山本-エヴァンス 楠（Daniel Evans-Yamamoto）
Robotic Biology Consortium IT Groupに所属．慶應義塾大学環境情報学部在学中．東京大学先端科学技術研究センター合成生物学分野谷内江研究室において交流研究生として，DNAバーコードと超並列DNAシークエンサーをもちいた超高速タンパク質間相互作用解析に従事．

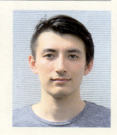

特別寄稿

バイオメディカルロボット「Maholo」誕生

研究者と共に未来へ貢献するロボットシステム

村井真二
（株式会社安川電機ロボット事業部バイオメディカルロボット部）

バイオメディカル分野では，試料を分析装置にかけるための前処理「サンプル調製」や，どのような種類の化学物質が薬として使えるかを探索する「スクリーニング」など，単調だが人手による高度な技術を要する作業の繰り返しが多い．一方，人手作業のばらつきや条件の変化により同じ結果が出ないことがある．これらの問題を解決するため，われわれが産業技術総合研究所の夏目徹博士と開発した，分析前処理の作業を行う「Maholo」について，それを実現するために必要であった双腕7軸ロボットの特徴，「Maholo」開発の出発からの開発過程，作業環境で人間と同様な作業を行い，アカデミアが容易に操作できる「Maholo」の特徴を紹介する．

Keyword

Maholo，双腕7軸ロボット，プロトコルメーカ，分析前処理

 ## ロボットとは

　近年，「ロボット」は一般的な用語となり，広範囲のものを定義し，いろんな形体をしたものが出現してきている．そのなかでわれわれが使用するロボットは，産業に寄与するもので，一般的には産業用ロボットと定義される．

　産業ロボットは，日本工業規格（JIS）の「産業用マニピュレーティングロボット–用語」（JIS B 0134–1998）の用語の1100番に「自動制御によるマニピュレーション機能または移動機能をもち，各種の作業をプログラムによって実行できる，産業に使用される機械」と規定されている．言い換えるならば，人間の腕や手の動作機能に類似した多様な動作機能を有するもので，腕としてのマニピュレータ，手としてのハンド，これらの関節を動かす駆動機構としてのアクチュエータ，腕の位置や速度等を計測する内界センサ，対象物の認識等を行う外界センサ，ロボットの移動機構，これら一連の動作を制御する制御装置などにより構成されている（図1）．

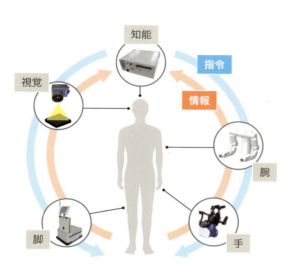

図1　ロボットの機能構成

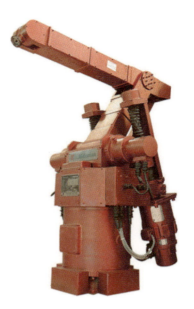

写真1　日本初の全電気式垂直多関節型ロボット（1977年）

　この産業用ロボットの国内での歴史は，1977年に株式会社 安川電機製作所（現 安川電機）が国産初の電動式産業用ロボットを開発し，その後，製造業，特に自動車産業の発展に協調して進化を続け，多業界に広く活躍している．

　写真1は，国産初の全電気式産業用ロボットである．

 ## 双腕7軸ロボットの誕生

　通常のロボットは，空間の位置とその角度が6変数で表現できるように，6自由度をもつ6軸構成である．一方，双腕7軸ロボットの腕は，人間の腕と同じような動作ができるよう冗長軸を加えた7自由度の7軸構成である．冗長性を追加させることにより，ロボット先端の位置姿勢を変えずに，腕の形を変化することが可能となる．これにより，回り込み動作や干渉回避が可能となる．このアームを両腕とし，さらに腰に回転軸を設けたロボットが双腕7軸ロボットである（写真2，3）．

　これら15軸を同時に制御することで，両腕の協調動作，片腕先端の位置情報を活用して逆の腕を動かす動作，腰軸と腕を協調して動かす動作などを実現している．これらの形体，制御により，人間の作業環境で人

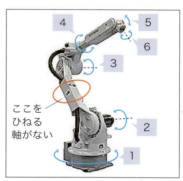

6軸ロボット

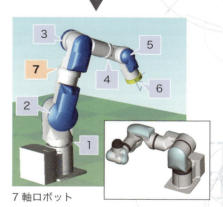

7軸ロボット

図2　6軸ロボットと7軸ロボットの軸構成

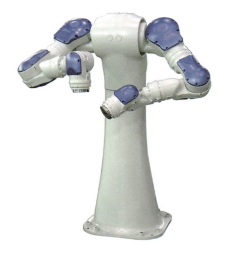

写真2　双腕7軸ロボット

写真3
減速機一体型
中空アクチュエータ

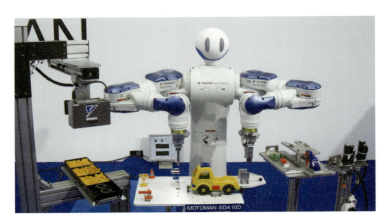

写真4　国際ロボット展展示装置（2009年）

間の行っている作業をそのまま置き換えることができるロボットである．

　双腕7軸ロボットは1991年の国際ロボット展に展示し，脚光を浴びたが，当時の最新技術を活用していたため，非常に高価となり，特定ユーザのみの展開となった．その後，市場の要求と，技術の革新，減速機を一体とした中空アクチュエータ（**写真3**）の開発により現在の双腕7軸ロボットが誕生した．その双腕7軸ロボットを2005年の国際ロボット展に展示，組立作業の実演を行った．人間と同じツールを使い，両腕があることにより，ワークを持ち替えての作業，片腕で支えて逆の腕でワークに組み付けを行うなど，必要以上の治具を使わず人間が作業を行っていたスペースに置き換え，人間と同等な作業を行えることを実証した（**写真4**）．

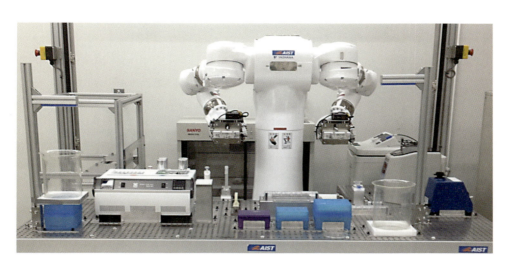

写真5　初号機「あずみ」

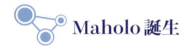
Maholo誕生

　分析前処理の実験自動化に取り組んでいた夏目徹博士がこの双腕7軸ロボットに出会ったのが，2009年の国際ロボット展である（**夏目の稿**参照）．それまでは，複数台の6軸産業用ロボットを使い，専用装置，専用治具を製作し，それらを組合わせた装置で，ロボットはワークのハンドリングに使用され，作業は専用装置が実施する形体で汎用性に制限があり，また，装置が大型化する課題があった．この双腕7軸ロボットがあればシンプルに実現できると感じたのが「Maholo」のはじまりであり，また，夏目博士とわれわれとの取り組みのはじまりであった．

　当初は，ライフサイエンスの言葉や使用器具，実験動作もわからず，そこを学ぶことからのスタートとなった．まずは，ロボットがどんな機能を有し，具体的にどのようなことができるのかを共有するため，ピペッティングや細胞かきとり動作などの実験要素技術ができるかの確認からであった．今まで，自動車部品や電気部品等の取り扱いの経験は十分にあったが，液体や生きている細胞等を取り扱う経験がなく，試行錯誤の繰り返しであった．

　それらの成果を基にして，基本的な機能を組み込んだシステムとして2011年に1号機である「あずみ」の開発を行った．装置としてくみ上げた後に研究者のノウハウを組み込む作業は難航し，長野県安曇市で2カ月を掛けてロボットの動作を作り込んだ（**写真5**）．

　その後，この「あずみ」で実際に分析前処理の実験に使用し実績を積みつつ，新しい実験プロトコルの組込みや一つひとつの動作の開発を継続して実行した．一方，われわれ安川電機では，ロボット適応市場拡大のために，ロボットの専門知識をもっていないユーザが使えるロボットを目指したEasy to Useの開発に取り組んでおり，コンセプトのマッチする「Maholo」の本格的な共同事業がスタートした．安川電機からはロボットエンジニアを派遣し，ライフサイエンスを学ぶとともに，それをグループに伝え装置に反映し，自らは動作を組み込み，実際に実験を行って評価をする取り組みを繰り返し，「Maholo」の価値向上に努めた．

Maholoの特徴

　ご存知のようにサンプル調製等，分析前処理やスクリーニングは，再現性が重要であり，また，条件を変更しつつ実験を実施している．「Maholo」は，同じ動作を精度良く繰り返し実行し，また，いろんな動作を記憶し，指令に応じて再現することが得意であり，この特徴を生かすことで，ベンチワークの自動化を実現した．また，複数の「Maholo」で，ある「Maholo」で行った実験をその他の「Maholo」で実現でき，多拠点での実験で共有することが可能となる．これにより，研究者は，所望の実験を「Maholo」に任せ，研究に専念することができ，また，研究成果を共有することで研究効率を飛躍的に高められるようになった．

　写真6のように，「Maholo」は，ロボットの腕が届く範囲に，実験装置を置き，テーブルの上は実験に必要なユニットを設置して，双腕7軸ロボットの特徴を生かし，人間が使う器具や装置を使用し，人間と同様なスペースで，人間と同様な実験を行うシステムとなっている．

　具体的には，サンプル調製作業で使用する細胞培養ディッシュ，マイクロピペット，電動ピペット，マイクロチューブ，遠心分離機などの機器は研究室で使われている機器をそのまま使用し，一部ロボットが作業しやすいように，取っ手などを取り付けて使用している．また，周辺装置の操作は，ロボットがスイッチ操作を行うことで，改造せず使用できるようにしている．これらの機器を縦横約1,800 mmの範囲内に集中してレイアウトした．双腕7軸ロボットの特徴である冗長軸と腰軸の効果で腕と腰の角度を調整することにより，周辺機器との干渉を避けながら機器を移動・操作し，作業することが可能なため，人間と同様なスペースで作業を行うことができる．

　腕の先端には手の機能として電動ハンドを用いることにより，直径5 mm程度のマイクロチューブから直径80 mm程度のディッシュまで適切なトルクで把持することができる．また，この電動ハンドにセンサを設け，器具の位置や遠心分離機の回転停止位置のセンシングに使用している．

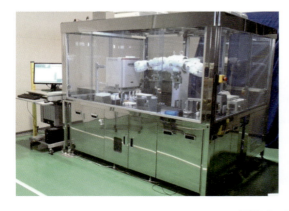
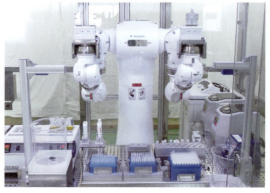

写真6　Maholo

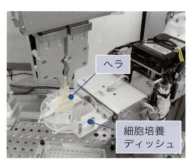
ヘラによる細胞かき集め

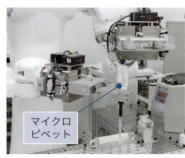
マイクロピペットによる分注

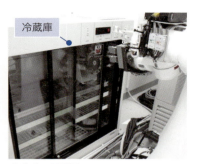
冷蔵庫の扉開け

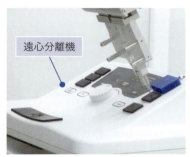
遠心分離機のスイッチ操作

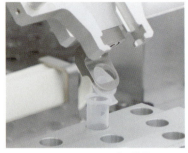
道具を利用したチューブの蓋開け

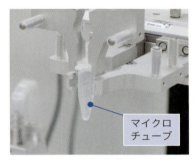
マイクロチューブの把持

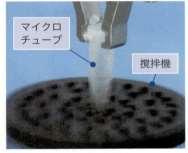
マイクロチューブの撹拌

図3 代表的な実験動作

　特徴的な動作としては，ヘラによる細胞かきとりのように，片腕の位置を活用して逆の腕でヘラ先端の位置を合わせ，ディッシュに対して任意の角度でかきとる動作，両腕を協調してのマイクロピペットによる分注動作，冗長軸と腰軸を活用した狭い範囲での冷蔵庫の扉開閉動作などが挙げられる（**図3**）．

　さらに，沈殿物を残した吸引などの，状態を見ながら吸引を行うピペッティングに適応するため，液面検知機能を有している．試薬添加作業や初期細胞数などのばらつきによってチューブ内液面レベルやたんぱく質の沈殿物のサイズが異なるため，ビジョンセンサにより吸引時に移動する液面レベルを見ながらピペット先端を自動で追従させることができる液面検知機能を搭載している（**図4**）．

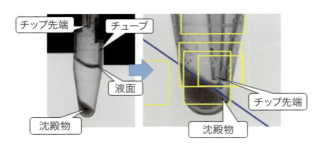

図4　液面検知機能

　テーブル上の専用ラックにロボットがチューブをセットし，チューブ内の液面レベル・沈殿物の位置・チップ先端の位置をビジョンセンサで検出し，液体吸引開始位置と最終目標位置を自動補正した後，液体吸引時に液面とチップ先端が一定精度となるようビジュアルフィードバック制御を行うことで数μL精度での二層分配や上清の廃棄が可能となる．

　通常ロボットは専門知識を有したオペレータが操作するが，ライフサイエンスの現場では，研究開発が優先であり，「Maholo」の操作を専門に行うことは重要でない．そこで，研究者が容易に使用できるように，事前にバイオ実験に使う動作をロボットに教示し，ユーザが日頃使用している実験用語でコマンド化した．そのコマンドの組み合わせとパラメータ設定で，所望のプロトコルを記述するだけで容易に実験が実現できるシステムとして，プロトコルメーカを組み込んでいる（図5）．

　特徴としては，PC上で実験手順を値フロー図で表現して，誰でも容易に理解できる．チューブやディッシュへの操作を手順どおりに配置するだけで，実験プロトコルを簡単に作成・編集・保存することができ，操作は直感的である．このプロトコルをロボット動作に自動変換し，実験を開始できる．

　プロトコルの作成，変更は，各種アイコンをドラッグ＆ドロップで設定，変更して行うことができ，Maholoの内部では，コマンドで作られたプロトコルから，自動でロボットの動きを導き出し，実験動作を自己生成する．これによりプロトコル作成後，スタートをかけると自動で実験を実施する．これら実験のプロトコルやロボット動作などの「Maholo」システムの状況は，自動的に保存される．

 ## 今後の展開

　製薬業界は，製薬業態のアンバンドリング＆リストラクチャリングによる効率的な分業，研究領域でのオープンイノベーションへと進む方向にある．一方，ロボットにおいても，PC，ネットワーク，クラウドサービス等の発展に伴い，IoTへの取組みが進み，データの活用，共有化が進んできている．またディープラーニング等AI（人工知能）の発展により，ロボット動作の自動チューニングなどが注目を浴びてきているのは，本書の読者においては既にご承知だろう．

　このような変革と同期し，「Maholo」システムにおいても，さらなる実験の効率化を図れる

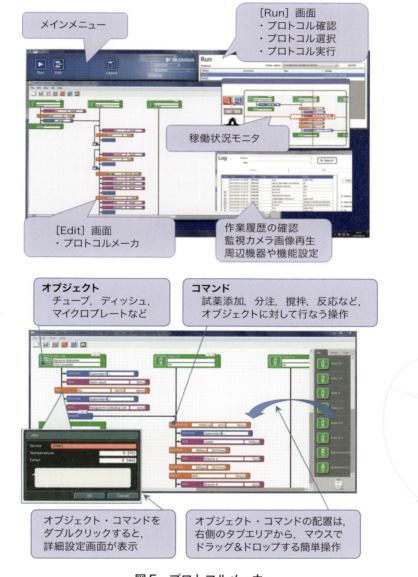

図5 プロトコルメーカ

よう，実験のトレーサビリティーや解析結果と連携した実験ノートの自動生成機能を組込み，クラウドなどを活用した実験データの共有化をできるシステムを追加することが考えられる．また，顕微鏡や分析装置の結果をフィードバックし，実験プロトコルや「Maholo」の動作を最適化する機能のように，ライフサイエンス研究の効率化に貢献するロボットシステムを目指し，研究者とロボットシステムが共にスパイラルアップする未来が予見される．

文献

1) 一般社団法人 日本ロボット工業会「21世紀を切り開く日本のロボット産業」
2) 技報 安川電機 第77巻 第3号通巻 第300号「バイオメディカル領域向けロボットシステム」 梅野真, 松熊研司, 宮内幸平, 片岡泰宏
3) 技報 安川電機 創立100周年記念号「ロボット編」「当社の最新ロボット技術・製品」梅野真他
4) 技報 安川電機 創立100周年記念号「ロボット編」「当社のロボット技術の将来展望」白木知行他
5) 知的資産創造 2016年3月号 「製薬業界が生き残るために必要な業態変革」 尾本巧 工藤寛長

Profile

村井真二（Shinji Murai）

九州工業大学二部材料工学科卒業後，大阪大学工学部溶接工学専攻修士号取得．株式会社安川電機入社後，研究所，ロボット事業部にて双腕7軸ロボット，リハビリロボット，センサ応用技術，サービスロボット等の技術開発を経て，現在バイオメディカルロボット開発およびバイオメディカルロボット事業のマネージメントに従事．バイオメディカルロボット部部長，ロボティック・バイオロジー・インスティテュート株式会社CTO兼務．

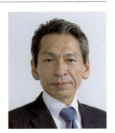

執筆者一覧

◆ 編　集

夏目　徹　　　産業技術総合研究所創薬分子プロファイリング研究センター / ロボティック・バイオロジー・インスティテュート株式会社

◆ 執筆者 ［五十音順］

淺原弘嗣　　　東京医科歯科大学大学院医歯学総合研究科システム発生・再生医学分野

岩田浩明　　　京都大学大学院医学研究科

江口英利　　　大阪大学大学院医学系研究科消化器外科学

大上雅史　　　東京工業大学情報理工学院

太田禎生　　　科学技術振興機構さきがけ / 東京大学客員研究員 / シンクサイト株式会社

奥野恭史　　　京都大学大学院医学研究科

片岡健輔　　　東京医科歯科大学大学院医歯学総合研究科システム発生・再生医学分野

北野宏明　　　特定非営利活動法人システム・バイオロジー研究機構 / 株式会社ソニーコンピュータサイエンス研究所

朽名夏麿　　　エルピクセル株式会社 / 東京大学

黒木　健　　　東京大学大学院理学系研究科

河野暢明　　　慶應義塾大学先端生命科学研究所

小島諒介　　　京都大学大学院医学研究科

島原佑基　　　エルピクセル株式会社 / 東京大学

高木啓伸　　　東京基礎研究所，日本アイ・ビー・エム株式会社

高橋恒一　　　理化学研究所生命システム研究センター / 慶應義塾大学大学院政策・メディア研究科 / ロボティック・バイオロジー・インスティテュート株式会社

種石　慶　　　理化学研究所科学技術ハブ推進本部

辻　真吾　　　東京大学先端科学技術研究センターゲノムサイエンス分野

寺口正義　　　グローバル・ビジネス・サービス，日本アイ・ビー・エム株式会社

徳増玲太郎　　ソフトウェア＆システム開発研究所，日本アイ・ビー・エム株式会社

土岐祐一郎　　大阪大学大学院医学系研究科消化器外科学

中山敬一　　　九州大学生体防御医学研究所分子発現制御学分野

夏目　徹　　　産業技術総合研究所創薬分子プロファイリング研究センター / ロボティック・バイオロジー・インスティテュート株式会社

西本伸志　　　国立研究開発法人情報通信研究機構脳情報通信融合研究センター

馳澤盛一郎　　エルピクセル株式会社 / 東京大学

原口直紹　　　大阪大学大学院医学系研究科消化器外科学

古澤　力　　　理化学研究所生命システム研究センター / 東京大学生物普遍性研究機構

堀之内貴明　　理化学研究所生命システム研究センター

前田智也　　　理化学研究所生命システム研究センター

松島隆英　　　東京医科歯科大学大学院医歯学総合研究科システム発生・再生医学分野

松本雅記　　　九州大学生体防御医学研究所プロテオミクス分野

三賀森　学　　大阪大学大学院医学系研究科消化器外科学

水島恒和　　　大阪大学大学院医学系研究科消化器外科学

宮野　悟　　　東京大学医科学研究所ヒトゲノム解析センター

武藤-藤田　愛　奈良先端科学技術大学院大学

村井真二　　　株式会社安川電機ロボット事業部バイオメディカルロボット部

森　秀人　　　東京大学先端科学技術研究センター合成生物学分野 / 慶應義塾大学先端生命科学研究

森　正樹　　　大阪大学大学院医学系研究科消化器外科学

谷内江　望　　東京大学先端科学技術研究センター合成生物学分野 / 慶應義塾大学先端生命科学研究所 / 科学技術振興機構さきがけ

山本-エヴァンス 楠　東京大学先端科学技術研究センター合成生物学分野 / 慶應義塾大学先端生命科学研究所 / 慶應義塾大学環境情報学部

渡部匡己　　　理化学研究所生命システム研究センター

Anne-Ruxandra Carvunis
　　　Department of Medicine, University of California

Trey Ideker　Department of Medicine, University of California

◆ **編者プロフィール** ◆

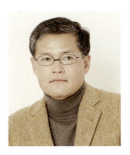

夏目　徹（なつめ　とおる）

4大学・2国研を渡り歩いた流しのタンパク質科学者．留学経験なし．もの作りからライフサイエンス最先端を切り拓く，がモットー．2001年より現研究所所属．'14年より現職．

実験医学別冊

あなたのラボにAI（人工知能）×ロボットがやってくる
研究に生産性と創造性をもたらすテクノロジー

2017年12月15日　第1刷発行	編　集	夏目　徹
	発行人	一戸裕子
	発行所	株式会社　羊　土　社
		〒101-0052
		東京都千代田区神田小川町2-5-1
		TEL　　03（5282）1211
		FAX　　03（5282）1212
		E-mail　eigyo@yodosha.co.jp
		URL　　www.yodosha.co.jp/
ⓒ YODOSHA CO., LTD. 2017	印刷所	昭和情報プロセス株式会社
Printed in Japan	広告取扱	株式会社　エー・イー企画
		TEL　　03（3230）2744㈹
ISBN978-4-7581-2236-8		URL　　http://www.aeplan.co.jp/

本書に掲載する著作物の複製権，上映権，譲渡権，公衆送信権（送信可能化権を含む）は（株）羊土社が保有します．
本書を無断で複製する行為（コピー，スキャン，デジタルデータ化など）は，著作権法上での限られた例外（「私的使用のための複製」など）を除き禁じられています．研究活動，診療を含み業務上使用する目的で上記の行為を行うことは大学，病院，企業などにおける内部的な利用であっても，私的使用には該当せず，違法です．また私的使用のためであっても，代行業者等の第三者に依頼して上記の行為を行うことは違法となります．

JCOPY ＜（社）出版者著作権管理機構　委託出版物＞
本書の無断複写は著作権法上での例外を除き禁じられています．複写される場合は，そのつど事前に，（社）出版者著作権管理機構（TEL 03-3513-6969，FAX 03-3513-6979，e-mail：info@jcopy.or.jp）の許諾を得てください．

実験医学をご存知ですか!?

実験医学ってどんな雑誌？

ライフサイエンス研究者が知りたい情報をたっぷりと掲載！

「なるほど！こんな研究が進んでいるのか！」「こんな便利な実験法があったんだ」「こうすれば研究がうまく行くんだ」「みんなもこんなことで悩んでいるんだ！」などあなたの研究生活に役立つ有用な情報、面白い記事を毎月掲載しています！ぜひ一度、書店や図書館でお手にとってご覧になってみてください。

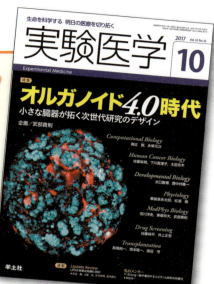

生物学とものづくりの融合の最前線！

今すぐ研究に役立つ情報が満載！

特集では → 幹細胞、最新シークエンサーなど、今一番Hotな研究分野の最新レビューを掲載

連載では → 最新トピックスから実験法、読み物まで毎月多数の記事を掲載

こんな連載があります

News & Hot Paper DIGEST　トピックス
世界中の最新トピックスや注目のニュースをわかりやすく、どこよりも早く紹介いたします。

クローズアップ実験法　マニュアル
ゲノム編集、次世代シークエンス解析、イメージングなど有意義な最新の実験法、新たに改良された方法をいち早く紹介いたします。

ラボレポート　読みもの
海外で活躍されている日本人研究者により、海外ラボの生きた情報をご紹介しています。これから海外に留学しようと考えている研究者は必見です！

その他、話題の人のインタビューや、研究の心を奮い立たせるエピソード、ユニークな研究、キャリア紹介、研究現場の声、科研費のニュース、ラボ内のコミュニケーションのコツなどさまざまなテーマを扱った連載を掲載しています！

Experimental Medicine
実験医学
生命を科学する　明日の医療を切り拓く

月刊 毎月1日発行　B5判 定価（本体2,000円＋税）
増刊 年8冊発行　B5判 定価（本体5,400円＋税）

詳細はWEBで!!　実験医学online　検索

お申し込みは最寄りの書店、または小社営業部まで！
TEL　03（5282）1211　MAIL　eigyo@yodosha.co.jp
FAX　03（5282）1212　WEB　www.yodosha.co.jp/

発行　羊土社

羊土社のオススメ書籍

Dr.北野の
ゼロから始める システムバイオロジー

北野宏明／企画・執筆

注目高まる「システムバイオロジー」とは、一体どのようなものなのでしょうか？ 分野の提唱者・北野博士が、医学・創薬の事例とともに"真のシステムバイオロジー"を伝授します。「実験医学」好評連載を書籍化．

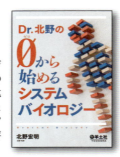

- 定価（本体3,400円＋税） ■ A5判
- 191頁 ■ ISBN 978-4-7581-2054-8

実験医学別冊
ラボ必携 フローサイトメトリーQ&A
正しいデータを出すための100箇条

戸村道夫／編

免疫・がん・再生医療の分野でますますニーズが高まるフローサイトメトリー．「機器の設定」，「抗体や蛍光色素の組合せ」など100種類のQ&Aを揃えました．これからはじめる方もさらに理解を深めたい方にも役立ちます．

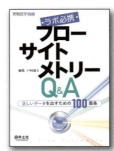

- 定価（本体6,400円＋税） ■ B5判
- 313頁 ■ ISBN 978-4-7581-2235-1

実験医学別冊　最強のステップUPシリーズ
シングルセル解析プロトコール
わかる！使える！　1細胞特有の実験のコツから最新の応用まで

菅野純夫／編

1細胞ごとの遺伝子発現をみる「シングルセル解析」があなたのラボでもできる！1細胞の調製法や微量サンプルのハンドリングなど実験のコツから，最新の応用例までを凝縮した1冊．

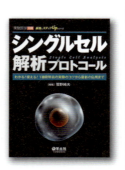

- 定価（本体8,000円＋税） ■ B5判
- 345頁 ■ ISBN 978-4-7581-2234-4

実験医学増刊 Vol.35 No.5
生命科学で使える　はじめての 数理モデルとシミュレーション

鈴木　貴，久保田浩行／編

数理科学的な手法を取り入れてみたいけど，ハードルが高そう…とお思いの方は多いのではないでしょうか．本書は実験系の研究者が日々の研究に活用いただける形で，基礎知識から実際の研究事例まで幅広くご紹介します．

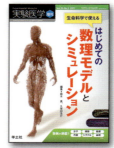

- 定価（本体5,400円＋税） ■ B5判
- 239頁 ■ ISBN 978-4-7581-0361-9

発行　羊土社 YODOSHA

〒101-0052　東京都千代田区神田小川町2-5-1　TEL 03(5282)1211　FAX 03(5282)1212
E-mail：eigyo@yodosha.co.jp
URL：www.yodosha.co.jp/

ご注文は最寄りの書店，または小社営業部まで

次世代シークエンスを始めたいあなたのためのオススメ書籍

腸内フローラも環境メタゲノムもこの1冊にお任せ!

実験医学別冊　NGSアプリケーション

今すぐ始める!
メタゲノム解析
実験プロトコール

ヒト常在細菌叢から環境メタゲノムまでサンプル調製と解析のコツ

編集／服部正平

シリーズ最新刊

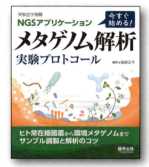

試料の採取・保存法は? コンタミを防ぐコツは? データ解析のポイントは? 腸内、口腔、皮膚、環境など多様な微生物叢を対象に広がる「メタゲノム解析」。その実践に必要なすべてのノウハウを1冊に凝縮しました。

◆定価（本体8,200円＋税）
◆AB判　231頁
◆ISBN978-4-7581-0197-4

発現解析などRNAを使ったあらゆる解析を網羅!

実験医学別冊　NGSアプリケーション

RNA-Seq
実験ハンドブック

発現解析からncRNA、シングルセルまであらゆる局面を網羅!

編集／鈴木　穣

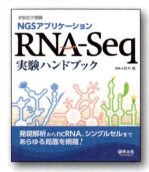

次世代シークエンサーの数ある用途のうち最も注目の「RNA-Seq」に特化した待望の実験書が登場! 遺伝子発現解析から発展的手法、各分野の応用例まで、RNA-Seqのすべてを1冊に凝縮しました。

◆定価（本体7,900円＋税）
◆AB判　282頁
◆ISBN978-4-7581-0194-3

こちらもオススメ

実験医学別冊

次世代シークエンス解析スタンダード

NGSのポテンシャルを活かしきるWET&DRY

編集／二階堂愛

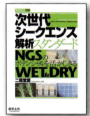

Exome-Seq、ChIP-Seqなど幅広い用途とそのノウハウを漏らさず紹介。データ解析の具体的なコマンド例もわかる"全部入り"の1冊!

◆定価（本体5,500円＋税）
◆B5判　404頁
◆ISBN978-4-7581-191-2

発行　羊土社 YODOSHA　〒101-0052　東京都千代田区神田小川町2-5-1　TEL 03(5282)1211　FAX 03(5282)1212
E-mail：eigyo@yodosha.co.jp
URL：www.yodosha.co.jp/

ご注文は最寄りの書店、または小社営業部まで

羊土社のオススメ書籍

実験医学別冊
論文だけではわからない
ゲノム編集 成功の秘訣Q&A
TALEN、CRISPR/Cas9の極意

山本 卓／編

あらゆるラボへ普及の進む,革新的な実験技術「ゲノム編集」初のQ&A集です.実験室で誰もが出会う疑問やトラブルを,各分野のエキスパートたちが丁寧に解説します.論文だけではわからない成功の秘訣を大公開！

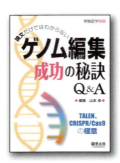

- ■ 定価（本体5,400円＋税）　■ B5判
- ■ 269頁　■ ISBN 978-4-7581-0193-6

基礎から学ぶ 遺伝子工学 第2版

田村隆明／著

豊富なカラーイラストで遺伝子工学のしくみを基礎から丁寧に解説.組換え実験に入る前に押さえておきたい知識が無理なく身につく.NGSやゲノム編集など近年の進展技術を追加.章末問題＆解答付き.

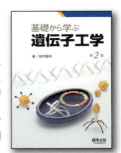

- ■ 定価（本体3,400円＋税）　■ B5判
- ■ 270頁　■ ISBN 978-4-7581-2083-8

実験医学増刊 Vol.34 No.20
All About ゲノム編集
"革命的技術"はいかにして私たちの研究・医療・産業を変えるのか？

真下知士, 山本 卓／編

CRISPRをはじめとするゲノム編集ツールの医薬研究・各種産業への応用は,果たしてどこまで進んだのか.今なお進化を遂げ続けるゲノム編集.アカデミア・バイオテク企業の気鋭の執筆陣が,驚愕の最新動向を解説します.

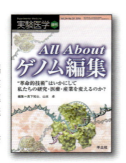

- ■ 定価（本体5,400円＋税）　■ B5判
- ■ 234頁　■ ISBN 978-4-7581-0359-6

実験医学別冊　最強のステップUPシリーズ
今すぐ始める ゲノム編集
TALEN&CRISPR/Cas9の必須知識と実験プロトコール

山本 卓／編

話題沸騰の新技術「ゲノム編集」の実験書がついに誕生！TALEN, CRISPR/Cas9の原理・設計のポイントから,各種生物における実験プロトコールまでを一挙公開！本書があれば,誰でも,今すぐできます！

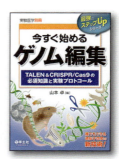

- ■ 定価（本体4,900円＋税）　■ B5判
- ■ 207頁　■ ISBN 978-4-7581-0190-5

発行　羊土社 YODOSHA
〒101-0052　東京都千代田区神田小川町2-5-1　TEL 03(5282)1211　FAX 03(5282)1212
E-mail：eigyo@yodosha.co.jp
URL：http://www.yodosha.co.jp/

ご注文は最寄りの書店, または小社営業部まで